孕产无忧

备孕·怀孕及生孩子·坐月子

熊瑛〉主编

江西科学技术出版社

图书在版编目（CIP）数据

孕产无忧：备孕怀孕及生孩子坐月子 / 熊瑛主编.
--南昌：江西科学技术出版社，2017.10
ISBN 978-7-5390-5665-4

Ⅰ. ①孕… Ⅱ. ①熊… Ⅲ. ①孕妇－妇幼保健－基本
知识②产妇－妇幼保健－基本知识 Ⅳ. ①R715.3

中国版本图书馆CIP数据核字(2017)第217957号

选题序号：ZK2017243
图书代码：D17059-101
责任编辑：张旭　王凯勋

孕产无忧：备孕怀孕及生孩子坐月子

YUNCHAN WUYOU：BEIYUN HUAIYUN JI SHENGHAIZI ZUOYUEZI　　　　　　　熊瑛　主编

摄影摄像	深圳市金版文化发展股份有限公司	
选题策划	深圳市金版文化发展股份有限公司	
封面设计	深圳市金版文化发展股份有限公司	
出　版	江西科学技术出版社	
社　址	南昌市蓼洲街2号附1号	
	邮编：330009　电话：(0791) 86623491　86639342（传真）	
发　行	全国新华书店	
印　刷	深圳市雅佳图印刷有限公司	
尺　寸	720mm×1020mm　1/16	
字　数	100 千字	
印　张	12	
版　次	2017年10月第1版　2018年7月第2次印刷	
书　号	ISBN 978-7-5390-5665-4	
定　价	35.00元	

赣版权登字：-03-2017-309

准备迎接天使宝宝

宝宝是降临凡间的天使，一个聪明健康的宝宝，给无数家庭带来无尽的希望和欢乐。作为上天赐给我们的珍宝，每一个珍宝在孕育的时候都备受关注，怀孕阶段是女性最为幸福的时光，一个全新的生命即将在自己的腹中长成，想一想这该是多么令人激动的事情！此时此刻，无论国籍、年龄、性格和阶层，所有想要孩子的女性都要面临新生命带来的种种考验，无论医学多么发达，经验多么丰富，在怀孕这条路上，永远都有未知的危险和挑战。为了避免这些危险，我们编写了下面这本书，希望给迷茫和焦虑的准爸妈们一个及时贴心的建议。

本书详细介绍了从备孕、怀孕到生产以及产后调理各个过程所需要的注意事项和禁忌。对于孕前需要掌握的备孕相关知识、优生优育、两性关系、饮食调理、情绪调节；孕期十个月各个时期孕妈妈饮食安排、各项检查、生活方式；产后新妈妈需要掌握的新技能、月子食补、产后恢复以及新生儿护理等等，本书都有涉及，意在给即将迎接新生命的准爸妈们一个贴心的建议和参考，呵护新妈妈们的每一大。

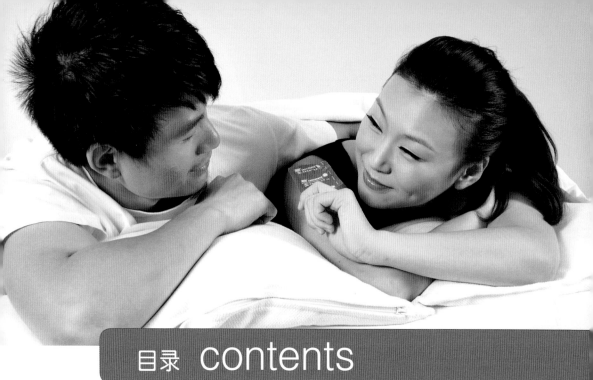

目录 contents

上篇 **备孕**

Chapter 3　孕前必修课：孕前1个月

中篇　# 怀孕

Chapter 4　怀孕必修课：怀孕第1个月（1～4周）

Chapter 5　怀孕必修课：怀孕第2个月（5～8周）

Chapter 6 怀孕必修课：怀孕第 3 个月（9 ~ 12 周）

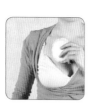

Chapter 7 怀孕必修课：怀孕第 4 个月（13 ~ 16 周）

Chapter 8 怀孕必修课：怀孕第 5 个月（17 ~ 20 周）

Chapter 9　怀孕必修课：怀孕 6 个月（21 ~ 24 周）

Chapter 10　怀孕必修课：怀孕 7 个月（25 ~ 28 周）

Chapter 11　怀孕必修课：怀孕 8 个月（29 ~ 32 周）

Chapter 12　怀孕必修课：怀孕 9 个月（33 ~ 36 周）

Chapter 13　怀孕必修课：怀孕 10 个月（37 ~ 40 周）

下篇　# 产后调理

Chapter14　产后必修课：产后第 1 周（第 1 ~ 7 天）

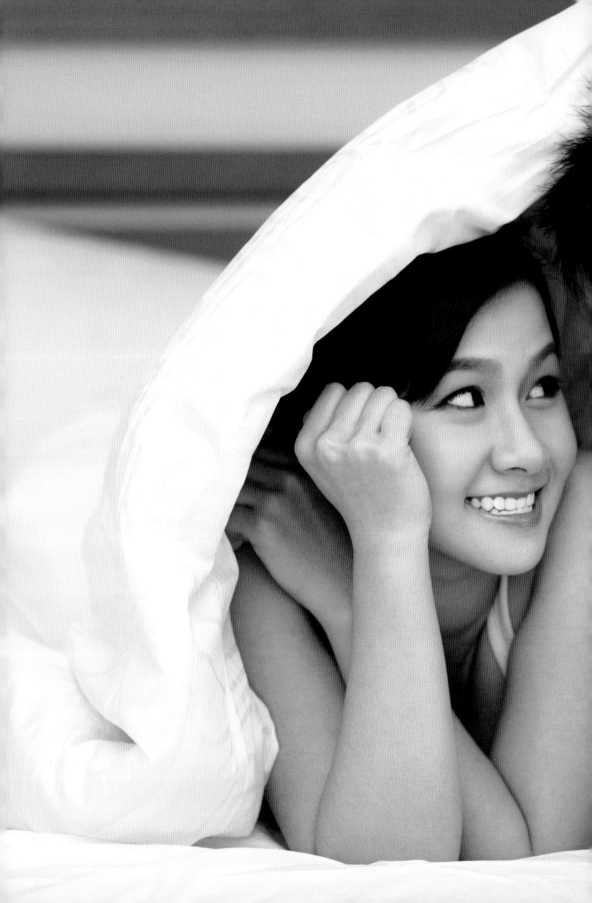

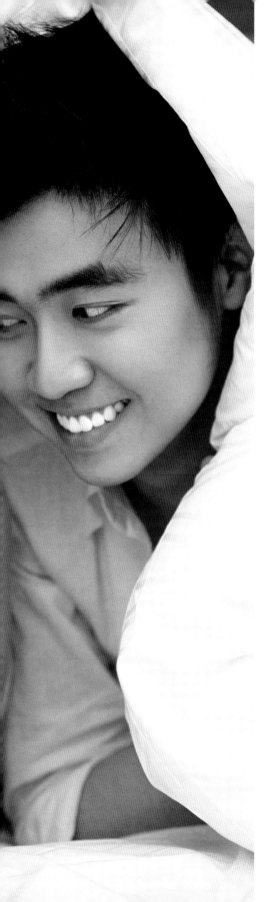

上篇
备孕

　　备孕是指孕妇对优孕的前提准备。备孕是优孕的关键，却往往最容易被忽略，与意外惊喜相比，期待中的宝贝则是父母爱的结晶、情的延续、灵的升华。恰当的孕前准备能让孩子决胜在起跑线上，孕前点点滴滴的付出和努力能无限扩大到孩子的未来。

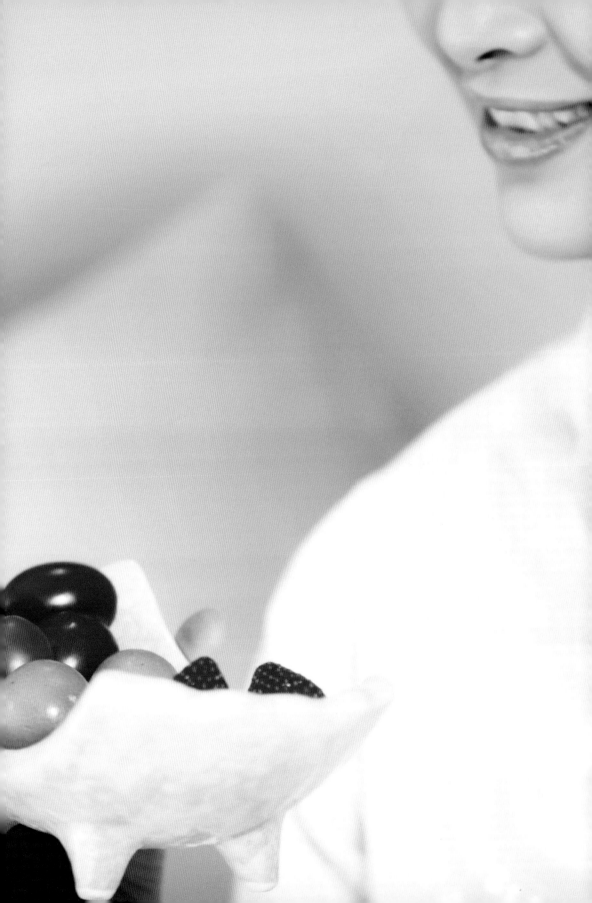

Chapter 1　孕前必修课：
孕前 3 个月

　　为了孕育最优质的宝宝，从夫妻双方决定要宝宝开始，就得着手做一系列的准备工作了。孕前检查，即是孕前必做的准备之一。做好孕前检查，可以有效避免遗传病等其他医学疾病，确保备孕夫妻双方在身体处于最佳状态时怀上宝宝，给优生优孕开个好头。

　　此外，备孕的夫妻还要多关注饮食健康，多吃新鲜水果和蔬菜，适量补充叶酸和维生素，保证休息和睡眠质量，增加适量的运动，增强身体"硬件"。这样不仅有助于提高受孕的概率，同时也为宝宝的健康打下了基础。

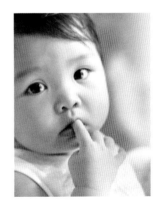

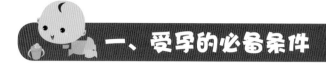

一、受孕的必备条件

受孕是一个奇妙而复杂的生理过程。精子与卵子的相遇和结合虽然只是一瞬间，但为了这一瞬间的相遇，"成功问鼎"的精子可是要经历"千山万水"的跋涉，PK掉千千万万个精子，才能和自己"朝思暮想"的卵子结合在一起哦！

1. 女性需要具备的身体"硬件"

卵巢——尽职尽责的卵子管家　女性有两个卵巢，分别位于子宫两侧，其形状为扁椭圆形，如枣大小。这对小小的器官所肩负的重大使命之一就是——掌管女性一生所有的卵子的产生和释放。性成熟期每月发育一批卵泡，其中一般只有一个优秀的卵泡可以完全成熟并排出卵子。每个月经周期，女性的卵巢都会尽职尽责地释放出一颗卵子。如果备孕女性的卵巢功能不全，就会使受孕的概率大大降低。

输卵管——卵子和精子相遇的独木桥　卵巢所释放的卵子将会被输卵管伞端捡拾起来，之后借助外力在输卵管腔内移动到特定位置，也就是约会地点。并在这里等待与精子的相会。这就要求备孕女性的输卵管必须畅通无阻，这样才可以让"公主"卵子和她的"白马王子"精子顺利相遇、结合，并将它们"爱的结晶"——受精卵成功输送到子宫腔内最舒适的地方着床、生长。

子宫——孕育胎儿的"家"　子宫是备孕女性孕育胎儿的场所，良好的子宫内环境对受精卵的着床和发育十分重要。受精后，受精卵在输卵管内一边分裂发育，一边逐步向子宫腔移动，到达子宫腔一定位置后，黏附在子宫内膜上，并逐渐被包埋，这个小生命就开始扎根生长了，子宫就像家一样呵护着它的成长，这时子宫内膜为胚胎早期的发育提供必需的、充足的营养，这样胚胎才能慢慢长大。受精卵利用子宫内膜层丰富的养分作为胚胎早期发育的营养，然后逐渐发育为胎儿。如果备孕女性子宫内部存在炎症或肿瘤的话，便会让历经千辛万苦到达子宫的受精卵遭遇被淘汰的命运。

宫颈——孕育的通道 备孕女性必须要有健康的子宫颈。在性交过程中，精子由子宫颈进入子宫，然后进入输卵管和卵子相遇。只有当备孕女性拥有健康的子宫颈时，其子宫颈黏液才会变得清亮，才能为通过的精子提供营养和通道。相反，如果备孕女性患有宫颈病变，可能会导致子宫颈黏液变得过于黏稠等，不利于精子的进入，那么，夫妇受孕、生子的期望就很难实现了。

2. 男性需要具备的身体"硬件"

睾丸——生产精子的"工厂" 睾丸位于男性的阴囊内，是产生精子的地方。在受孕过程中，男性能否提供正常的精子是影响受孕的第一要素。一般来说，成年男性一次射出的精液量为 3 ~ 6 毫升，当中含有上亿个精子。精子里的"体弱病残者"首先会被女性阴道的酸性环境淘汰掉，只有约 20 万个"健壮"的精子会穿过阴道进入子宫，其中速度最快、最强的"优胜者"才能通过输卵管与卵子相遇，发生奇妙的"生命之吻"。

输精管——运送精子的通道 男性的精子通过输精管由附睾输送到前列腺、尿道，从而射出体外。若男性输精管堵塞，则会导致精子难以顺利进入女性阴道内，无法和卵子相遇受精。

副性腺——精浆的制造者 副性腺包括精囊腺、尿道球腺和前列腺，是产生精浆的主要腺体。精浆是运输精子必需的润滑剂，它能够在精子排出体外的一刹那与之接触，有助于精子和卵子结合。若副性腺不能正常产生精浆，精子就无法顺利地通过输精管与卵子相遇、结合。

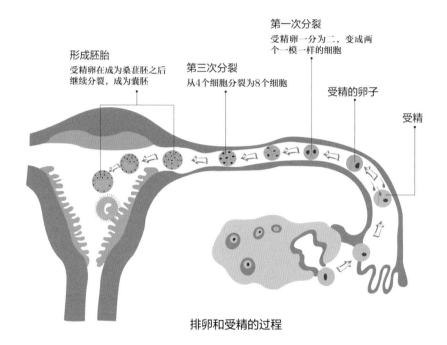

排卵和受精的过程

　　受孕过程是一个十分复杂的生理过程，是夫妻双方的事情。男性生产出可正常活动的精子，女性的卵巢排出正常的卵子，卵子和精子在输卵管内相遇并结合成一个新的细胞，称之为"受精卵"或"孕卵"，这一过程就是受精的过程。当"公主"卵子和"白马王子"精子结合成为受精卵后，靠着输卵管肌肉的蠕动和输卵管黏膜纤毛上皮的纤毛摆动，"爱的结晶"会从相会的地方向定居地——子宫腔慢慢地移动。在受精 4 ～ 5 天后，受精卵便会达到子宫腔内。在此期间，受精卵一边憧憬着到达子宫的幸福，一边像桑树的果实一样分裂——经过多次分裂变化成为囊胚；另一方面，子宫也在为孕育一个新生命而积极地做着准备，受精卵的床——子宫内膜在女性雌激素的作用下变得像海绵一样柔软、丰厚、肥沃。

三、预测排卵期，提高受孕率

女性在排卵期当天及前3天，同房受孕率较高，而在排卵当天，受孕率最高。为了更加顺利地受孕，女性应该在孕前了解自己的排卵期，做好合理的受孕计划。下面，就一起来看看以下几种预测排卵期的方法吧！

1. 排卵检测试纸法

排卵检测试纸法是通过一个简单的尿样检查，帮助女性提前20~44小时准确地检测到排卵，以增加怀孕概率。排卵检测试纸可以在药店或在医院买到，女性可在家里自行进行检测。

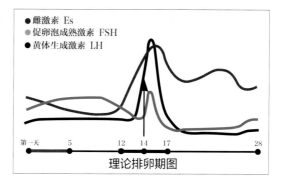

理论排卵期图

方法：取得晨尿，按试纸使用说明将试纸浸入尿液中，若体内黄体生成素含量将达到峰值（也就是排卵期），则试纸的颜色会发生改变，表示女性即将排卵（具体的方法不同的试纸有所不同，详细参考试纸说明使用）。

2. 月经周期推算法

按月经周期推算女性排卵期的方法为月经周期推算法。女性的月经和排卵受垂体和卵巢分泌激素的影响而呈现出周期性变

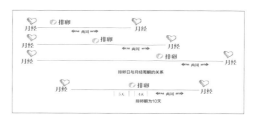

排卵日与月经周期的关系

化，而排卵发生在月经前14天左右。我们将排卵期的前5天和后4天，以及排卵日共10天的时间称为排卵期。如上图所示，若备孕女性下次月经来潮日为当月的28日，则该月的14日为该女性的排卵日，加上排卵期的前5天和后4天，即9~18日为该女性的排卵期。（此法较适合月经周期比较规律的女性。）

四、排卵信号观察法

除了通过上述方法来预测排卵日外，备孕女性还可以通过观察以下身体变化来协助判断排卵日是否来临。

1. 排卵期腹痛

一般来说，女性在排卵期不会有不适的感觉，但有一些女性因痛感神经十分敏感，会在排卵时感到下腹部尤其是侧面隐隐作痛，这被称为"排卵痛"。女性出现排卵期腹痛也可能是排卵的信号。

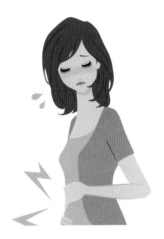

2. 排卵期出血

"排卵期出血"是指一些女性会在两次月经中间出现阴道少量出血的情况，这种情况一般会持续半天或几天，有时候还会伴有轻微的腹痛或腰痛。之所以会出现排卵期出血的情况，是因为卵泡破裂，排卵后雌性激素水平下降，难以维护子宫内膜的正常生长而发生子宫内膜突破性出血。如果只是偶尔出现一次排卵期出血的情况，且出血时间不长，量也不多，备孕女性则无须为此而担心。但如果经常出现排卵期出血且出血量多，腹痛不适，建议尽快去医院就诊。

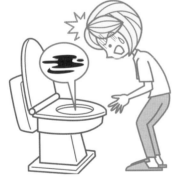

3. 白带拉丝

在排卵前 2 ~ 3 天，女性的阴道会变得越来越湿润，白带明显增多，且像鸡蛋清一样清澈透明，还可以拉出很长的丝，这种情况会持续 3 ~ 5 天。当出现这种现象时，也表示正处于受孕黄金期。

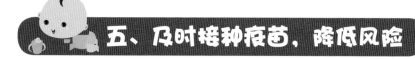

五、及时接种疫苗，降低风险

为预防某些传染疾病，备孕女性孕前可注射疫苗。不过孕前要接种哪几种疫苗和最佳接种时机等问题都需要准爸妈们细致地去了解。

1. 风疹疫苗

感染风疹病毒是引发先天性心脏病的主要因素之一，接种风疹疫苗主要是为了防止胎儿先天性心脏病。此外，风疹病毒还会引起先天性眼病、痴呆、血小板减少性紫癜等疾病。最可怕的是，有 2/3 的风疹是隐性感染，会使胎儿受到严重的伤害。因此，备孕女性应在怀孕前 3 个月接种风疹疫苗。

2. 乙肝疫苗

母婴传播是乙肝的重要传播途径之一。因为乙肝病毒是垂直传播的，会通过胎盘屏障直接感染胎儿，同时导致胎儿发育畸形，为预防感染乙肝病毒，并使胎儿免遭乙肝病毒侵害，备孕的女性一定要接种乙肝疫苗。

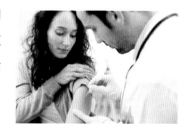

3. 甲肝疫苗

甲型肝炎病毒多通过水源、饮食传播。怀孕后，因为内分泌的改变和对营养需求的增加，准妈妈的肝脏负荷加重，身体抵抗病毒的能力减弱，很容易受到感染。因此，经常出差或常在外地就餐的女性，更应该在孕前注射甲肝疫苗。

4. 水痘疫苗

准妈妈们在早期感染水痘，会导致胎儿患上先天性水痘或新生儿水痘，若是在孕晚期感染水痘，则可能导致准妈妈患上严重的肺炎，甚至致命。因此，专家建议育龄女性一定要在怀孕前接种水痘疫苗，并在怀孕前后避免接触水痘患者。

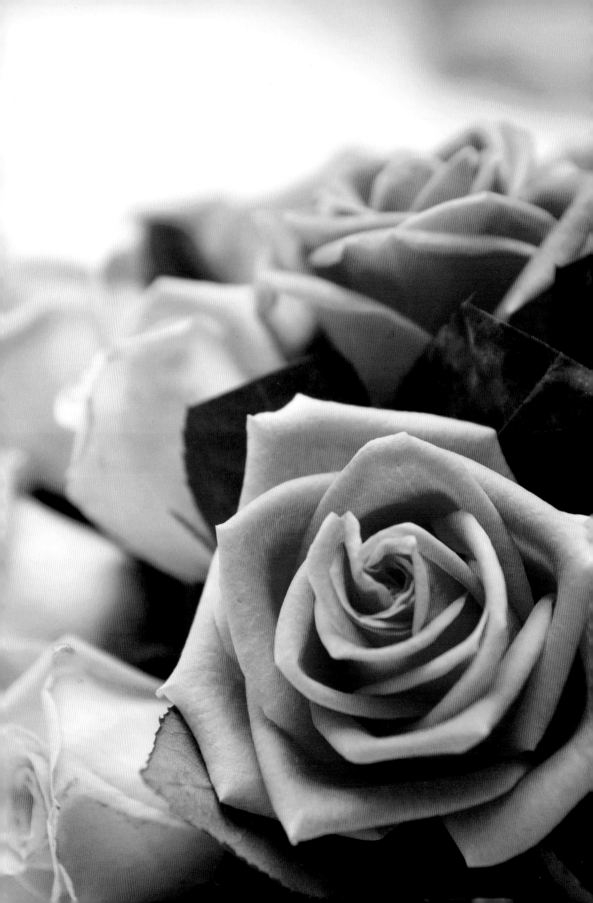

Chapter 2 孕前必修课：
孕前 2 个月

　　准备要宝宝后，一些女性仍然浓妆艳抹、烫发染发、熬夜加班⋯⋯

　　准备要宝宝后，一些男性仍然蒸桑拿、穿紧身裤、吸烟喝酒⋯⋯

　　正在备孕的你们，是否也有这样不良的生活习惯呢？

　　如果有，一定要赶快调整哦！

　　否则一个小小的坏习惯，就有可能让你和体智双优的宝宝"绝缘"。

　　备孕期间良好的生活习惯和居住环境与宝宝的健康密切相关。

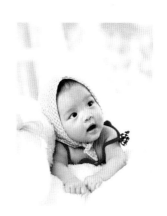

一、居住环境对怀孕的重要性

待的时间最久也最放松的甜蜜住家，可能隐藏着不利于孕育的杀手。如新装修的房子里空气的品质可能比户外还低下数倍——家具、建材等散发的毒气久久难以消去，这会损害备孕夫妻的身体健康。因此，在怀孕前，先把家居里的不安全因素通通消灭吧。

不宜住新装修的房子——新装修的房子最好先晾半年再入住，这是因为一些室内装饰材料、新家具等散发出的有毒有害物质中包含甲醛、三氯乙烯、丙烯腈、苯、醚酯类等挥发性物质，会对备孕女性带来极大的危害，严重的还会导致胎儿畸形。

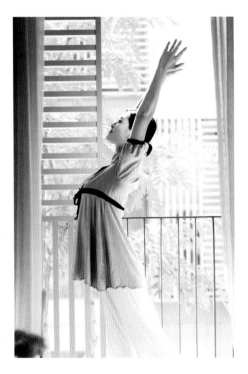

降低室内环境污染——谨慎选购家用化学用品。 这类化学用品包括杀虫剂、空气清新剂、芳香剂、洗涤剂、清洁剂等。一些洗涤剂、清洁剂中含有荧光剂和漂白剂，侵入人体后易使人体免疫力下降。另外，清洁剂中的某些化学成分可通过皮肤黏膜进入备孕女性体内，易导致卵细胞病变和卵子死亡。

种植可吸收有害气体的植物——研究显示，石榴花可以降低空气中的含铅量，桂花可以吸收空气中的汞蒸气，因此，可以在室内多种植一些可以吸收有害气体的植物，让室内空气变得更好。

最好不要用地毯——很多夫妻为了让家看起来更加美观，会在地板上铺上一层地毯，殊不知，家中的地毯非常容易"藏污纳垢"。因此，备孕夫妻在备孕期间应避免使用地毯。

加速室内外空气流通——备孕女性平时应注意开窗通风，尤其是在房屋刚刚装修后，污染肯定十分严重，一定要开窗通风，将室内主要污染物排放到室外。

每天清洁房间——我国北方气候干燥，尤其是到了冬天，风沙较大，房间会有不少灰尘；而我国南方虽然气候湿润，但房间较为潮湿，易滋生真菌。这些对于备孕夫妻的身体健康都是极为不利的。

因此，备孕夫妻最好养成每天清洁房间的习惯。此外，平时用的杯子要及时清洗，饭后的碗筷也不宜长时间堆放，换洗衣物更应及时处理。周末来个大扫除。除了每天的日常打扫，备孕夫妻可在周末时给房间来一次大扫除，将床上用品以及家居用品做相应的更换。尤其是备孕夫妻贴身用的床单，更应及时更换。

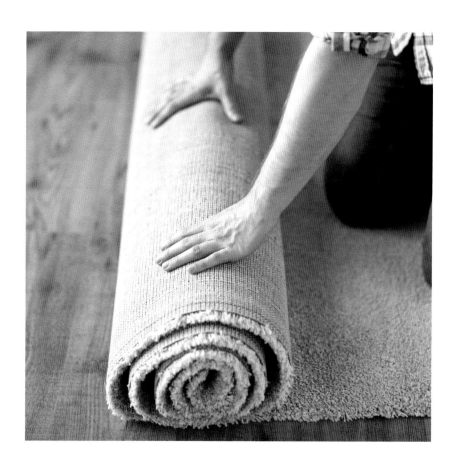

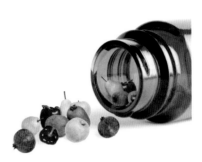

叶酸是胎儿生长发育不可缺少的营养素。若不注意孕前与孕早期补充叶酸，则有可能影响胎儿大脑和神经管的发育，造成神经管畸形，严重者可致脊柱裂或无脑畸形儿。研究发现：女性孕前 3 个月内每天补充 400 微克叶酸，可使胎儿发生兔唇和腭裂的概率降低 25%～50%，患先天性心脏病概率降低 35.5%。

铁是人体生成红细胞的主要原料之一，孕前的缺铁性贫血很可能会殃及孕期，导致孕妈妈心慌气短、头晕力乏；导致胎儿宫内缺氧、生长发育迟缓、出生后易患营养性缺铁性贫血等。为了给自身及胎儿造血做好充分的铁储备，孕妈妈从孕前就应每天摄入 15 ～ 20 毫克的铁。

锌在生命活动过程中起着转运物质和交换能量的作用，故被誉为"生命的齿轮"。备孕准爸妈宜多摄入富含锌的食物，为孕后胎儿的脑发育做准备。备孕女性每天需从饮食中补充 12 ～ 16 毫克的锌。

若孕妈妈钙元素摄入不足，不仅会影响个人的身体健康，导致孕期易出现小腿抽筋、疲乏、倦怠等不适，

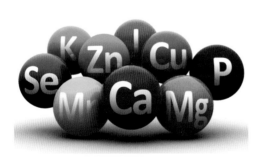

产后也易出现骨质疏松、牙齿疏松或牙齿脱落等现象。同时还会影响胎儿的发育，使胎儿乳牙、恒牙的钙化和骨骼的发育受到阻碍。为了防止上述现象的发生，备孕女性每天至少需要补钙 800 毫克。

碘是人体所必需的微量元素之一。孕前补碘比孕期补碘对下一代脑发育的促进作用更为显著。如孕前体内含碘不足，将造成胎儿甲状腺素缺乏，出生后易发生甲状腺功能低下等症。所以，备孕女性孕前每天需要从食物中补碘 150 毫克。

三、孕前谨慎用药

备孕夫妻在孕前用药要注意以下几个要点，避免对受孕和胎儿造成不利影响。禁用部分药物。备孕夫妻在孕前都应避免使用解热镇痛药、环丙沙星、氯丙酸、利福平、酮康唑等药物，以免对卵子的受精能力造成一定影响。用药看清"孕妇忌服"。备孕女性在孕前如需自行服药，应禁服药物标志上有"孕妇忌服"字样的药物。

1. 女性孕前禁用药

备孕女性在孕前禁服影响女性生殖细胞的药物，如部分抗生素、抗癌药、部分激素等。

2. 孕前切莫服用安眠药

安眠药对男女双方的生理功能和生殖功能均有不同程度的损害。男性服用安眠药易导致阳痿、遗精及性欲减退等。女性服用安眠药则可能造成月经紊乱或闭经，从而影响受孕能力。为了避免影响双方的生育能力，备孕夫妻千万不要服用安眠药。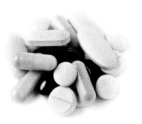

3. 慢性病患者停药听医嘱

备孕女性若患有慢性疾病，如高血压、癫痫、糖尿病、哮喘等，需长期服用某种药物，在怀孕前一定要先咨询医生，并由医生确定安全的受孕时间。

4. 长期服药者停药后切莫立即怀孕

有些备孕女性需要长期服用某种药物，如抗生素、抗精神病药、抗癫痫药物等，这些药物会对生殖细胞产生一定程度的影响。因此，建议长期服用药物的备孕女性千万不要停药后立即怀孕，最好请医生指导，然后再确定怀孕的时间。

四、莫将疾病遗传给下一代

我们都知道，有很多疾病都有遗传的"倾向"，但备孕夫妻也无须过分担心，只要未雨绸缪，孕前做好防治工作，就有可能阻断它在未来宝宝身上的延续。

1. 高血压病

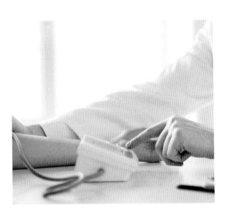

高血压是一种有遗传倾向的疾病，因此，准备怀孕的女性，尤其是家族有高血压病史者，在准备怀孕时一定要测一下血压。如果备孕女性已经知道自己患有慢性高血压，那么在怀孕之前，必须经过心血管专家的全面检查后方可决定能否妊娠。掌握备孕女性在妊娠前血压的状况，心脏、肾脏是否受到影响，眼底有无异常，对妊娠期间母子的健康十分重要。备孕女性若是患有早期高血压病，且没有明显的血管病变，一般都可以怀孕。备孕女性在怀孕后要认真接受检查监护，注意血压的检测及治疗等，以减少流产、早产、宝宝发育迟缓等发生的概率。

2. 糖尿病

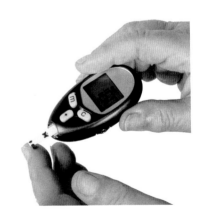

糖尿病是多基因遗传病、代谢性内分泌疾病，有家族遗传的倾向。糖尿病可以引起全身性系统代谢和功能的异常。备孕女性在怀孕后很可能会尿糖增加、血糖增高，若患有糖尿病的话，则在妊娠期易发生酮症酸中毒。另外，糖尿病所致的血糖升高和糖代谢紊乱会引起很多并发症。患有糖尿病的女性患妊娠高血压综合征的概率是正常孕妇的 4 ～ 8 倍，且病情较为严重；也较易发生感染，严重者还会发展为败血症，流产和早产的可能性较大；对于胎儿来说，易出现巨大儿、胎儿畸形等，若出现巨大儿，分娩时常发生宫缩无力、产程延长或者产后出血等。建议患有糖尿病的备孕女性在孕前应去找内分泌和产科医生做相关咨询和检查，若经过检查，认为可以怀孕之后再行妊娠较为稳妥；若出现了计划外的怀孕，且又很想要这个宝宝，则需找专科医生进行咨询权衡利弊后，在内分泌科和产科医生的共同监护下妊娠。

3. 心脏病

心脏病不会对受孕率造成影响，但患有心脏病的备孕女性怀孕后一旦发生心脏衰竭，可因缺氧而引起子宫收缩而发生早产，缺氧还会导致胎儿宫内发育迟缓或胎儿窘迫。凡是平时感觉呼吸困难、容易感到疲劳、心慌心悸的备孕女性应在怀孕前去医院检查一下心脏，一旦确诊为心脏病，则应在怀孕前积极治疗。症状不严重的心脏病患者，可以向医生咨询能否怀孕，在征得医生同意后，备孕女性应选择有心脏病专业医生的医院就诊，在医生的指导下怀孕。另外，先天性心脏病有一定的遗传倾向，为了避免宝宝患上先天性心脏病，患有先天性心脏病的备孕女性一定要谨慎怀孕，怀孕后需要在怀孕中期进行胎儿心脏超声检查，了解胎儿的心脏情况。

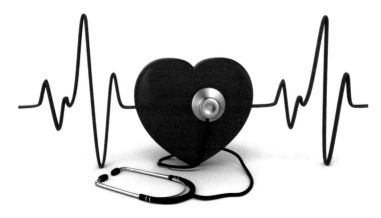

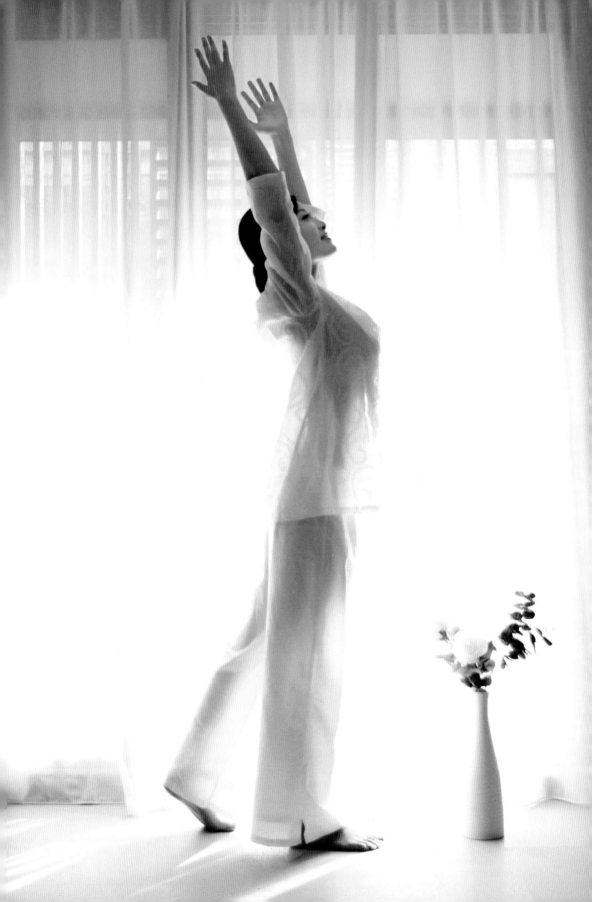

Chapter 3　孕前必修课：
孕前1个月

　　孕育健康宝宝是准爸妈最大的心愿，但是胎儿的健康却受很多因素的影响，譬如女性朋友和男性朋友孕前的身体状况、心理状况、饮食状况等都是影响胎儿健康的重要因素。所以，为了迎接宝宝的到来，准爸妈们要准备好一个健康充满活力的身体，如增加适量的体育锻炼，可以增强准爸妈的身体素质，同时提高精子与卵子的质量，营造更舒适的居住环境，以提高睡眠质量。备孕女性应时刻关注自身身体的变化，以发现怀孕信息。

　　当你做足准备，相信好"孕"就要来临。

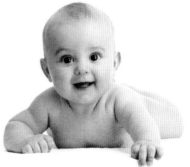

良好的身体，是顺利受孕的前提。因此，合适的孕前锻炼能够帮助准爸妈们提高受孕效率哦！如宫寒的女性，完全可以通过运动的方式改变自己的子宫环境，让宝宝更快安家。一般力量小，耐力相对差，但柔韧性及灵活性较强，宜选择健美操、游泳、慢跑等。

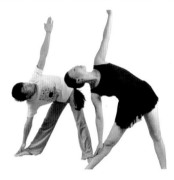

而男性在运动的选择上，则需要拒绝过分剧烈的运动，以免让高温损伤到精子的活力。比如游泳、跑步、打球等都是不错的选择。但应循序渐进，坚持不懈，才能真正提高身体的素质。

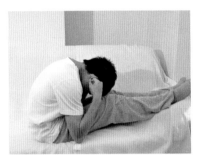

备孕夫妻如果能在孕前多参加体育锻炼，无论是对自身健康还是对宝宝的发育成长都大有益处。

1.增强夫妻双方性欲

运动可以提高备孕夫妻的性欲以及对性的敏感度，从性生活中得到更多乐趣，给受孕提供有利保证，以孕育最佳精子和卵子，为孕育宝宝提供较好的遗传素质。

2.有益受孕和分娩

孕前适当的运动可以让备孕女性的全身及腰背部、盆底部肌肉均匀协调地发展，维持子宫的正常位置，对受孕和分娩都十分有利；运动还可以让备孕女性的心脏功能变得更强，使血液输送氧气和养分的能力得到提高，可以避免胎儿在子宫内缺氧。

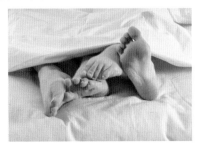

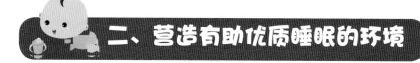

二、营造有助优质睡眠的环境

备孕夫妻在孕前保证良好的睡眠质量对于生出优质宝宝是十分重要的。良好的睡眠质量对备孕夫妻的身体健康、心情、受孕都有影响，要保证睡眠质量，应做好以下几个方面。

1. 谨慎选择床上用品

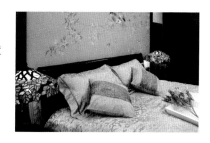

备孕夫妻在选择床上用品时，要注意选择透气性好的棉麻材质的床单和被罩，而在选取枕头时，宜选择高低适合的枕头。

2. 经常晾晒床上用品

备孕夫妻可以将床上用品放在阳光下晒一下，可以利用紫外线有效驱除床上用品中的细菌，保证床上用品的卫生，让双方感觉更加舒适。

3. 合理摆放卧室家具

卧室家具的摆放也会影响到备孕夫妻的睡眠质量，建议备孕夫妻将床放在远离窗户、相对背光的地方，这样能避免着凉，且不易被太阳光线所影响。

4. 保持室内空气清新

室内空气质量对睡眠质量有一定的影响。建议备孕夫妻在睡觉之前可以先开窗通一下风，也可以在卧室摆放一盆能较好吸收屋内有害气体、洁净空气的植物。

5. 给屋子去蟑灭螨

蟑螂身上携带 40 多种细菌病原体，螨虫的分泌物可以引起过敏性鼻炎、过敏性皮炎等疾病，建议备孕夫妻定期进行室内消毒，全面清理蟑螂和螨虫，创造一个舒适的居住环境。

三、正确的验孕方法

女性在怀孕以后，身体会发生一些变化来向你传达"有喜"的信号。充分了解这些信号，不但可以让备孕女性及时发现自己怀孕，还能让那些意外怀孕的女性及时发现孕况以便及时去医院检查。一般来说，当你怀孕时，身体会发出如下信号。

1."好朋友"没来

已到育龄的女性，每隔 1 个月左右就会排出 1 个成熟的卵细胞，如果和精子相遇形成受精卵，月经便不会来潮。如果备孕女性平时月经很准时，而这个月却过了十来天月经还没来，那么首先应该考虑的是自己是否怀孕了。如果备孕女性平时月经不准，就要多留意一下自己的身体是否还有其他怀孕的信号。备孕女性在一些特殊的情况下，如环境改变、过度疲劳、突然受刺激、发热、精神过度紧张等，都会导致月经推迟，备孕女性应注意区别。

2.尿频

备孕女性如果月经过期不来，没有早孕反应，但小便次数明显增多，则怀孕的可能性也很大。因为怀孕后孕妈妈的子宫充血、增大，会刺激到膀胱而导致尿频。并且孕妈妈小便次数增多的现象多在夜间出现。

3.早孕反应

大部分女性在怀孕 40 天左右（停经后的 10 天左右）会出现早孕反应，即恶心、呕吐、胃口不好等。这种现象大多发生在早晨，因此也被称为晨吐。当孕妈妈闻到油腻味或其他特殊气味时更易呕吐，严重时还会出现头晕、乏力等现象。

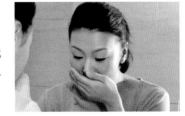

一般来说，备孕夫妻同房后最快 10 天就能够用早孕试纸检测出自己是否怀孕了。下面，就向备孕女性介绍一下常用的验孕方法。

4. 早孕试纸测试法

准确度：★★★

验孕时间：月经过期当天，或在夫妻同房后 7 ～ 10 天检测。

验孕方法：收集晨起第 1 次尿液，检验较准确，方法如下图所示，将试纸条插入，蘸取适量尿液后放于尿杯上，5 分钟内便可以观察到结果。

备孕女性判断检查结果的方法：

阳性：试纸条上端和下端均有色带出现，表示备孕女性已怀孕。

阴性：只在试纸条上端出现一条紫红色带，而下端没有出现色带，表示备孕女性未怀孕。

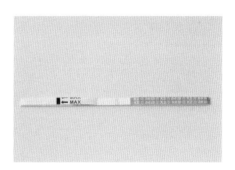

无效：试纸条上没有色带出现，表明试纸条无效。

注意事项：

①在 5 分钟内读取测试结果，5 分钟后的结果无效。买试纸的时候请检查有效期。

②为了让结果更为可信，建议备孕女性最好在月经推迟 2 周后再做检测。

③若检测结果说明你怀孕了，先不要高兴，早孕试纸的准确率并非 100%。建议最好再去医院检查一次，以确认自己怀孕。

5. 血 HCG 检查

相比于传统的尿液检验，血 HCG 检查更加准确，其准确率在 99% 以上，且能将检测时间提前，同时还可以根据化验结果协助了解流产的可能性。

准确度：★★★★★

验孕时间：性生活后 8 ～ 10 天。

验孕方法：通过检测女性血液中的 HCG 值来判断是否怀孕。

注意事项：

①最好在早上做血 HCG 检查。

②做此检查无须空腹及憋尿

6.B 超检查

B 超检查可以确定备孕女性是
否妊娠以及与停经时间是否相符，
并及时发现胚胎发育情况。

准确度：★★★★★

验孕时间：最早可停经 5 周后
检查。

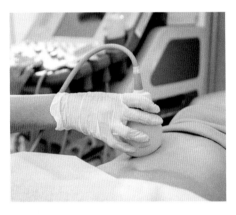

验孕方法：B 超检查可以间接
观察到子宫的大小，如果备孕女
性成功受孕，就可以通过此检查观测到女性子宫内的胚胎以及胎心跳动。

注意事项：

①采用 B 超检查既方便又准确，还可以从屏幕上看到子宫里的小胚囊。

②可以协助诊断宫外孕。

③临床所应用的 B 超，其探头发射的声波强度较小，常规的 B 超检查一般
不会影响胎儿的发育和成长。但在孕期也不可无限制地做B超检查，一般3次为宜。

很多备孕夫妻以为，做好孕期检查就已经尽了父母的本分，如今，这种观点
已经落伍啦！优生的检查已经被提到了孕前。备孕夫妻在确定要宝宝之后，都应
该去医院做一次全面的孕前身体健康体检。下面，就一起来看看备孕夫妻在孕前
要做的体检项目吧！

四、备孕夫妻孕前检查清单

检查项目	检查对象	检查目的	检查方法	参考价格
宫颈检查	备孕女性	检查女性宫颈是否异常，宫颈糜烂程度	宫颈涂片或者阴道镜	100 元左右
子宫附件检查	备孕女性	检查是否患有子宫肌瘤、盆腔炎或囊肿等	妇科 B 超	100 元左右
白带常规检查	备孕女性	检查白带是否异常，以便进一步确诊是否患有阴道炎、宫颈炎等疾病	取验阴道内白带	30 元左右
Torch	备孕女性	检查弓形虫、巨细胞病毒、风疹。怀孕后孕妈妈感染风疹病毒的概率很高，一旦感染，会导致流产和胎儿畸形	静脉抽血化验	全套 240 元左右
染色体检查	备孕女性	避免将疾病遗传给下一代	静脉抽血化验	110 元左右
肝功能	自身为肝炎患者的备孕女性	检查肝炎的程度是否会对怀孕后的胎儿造成影响，肝炎是否会直接传染给宝宝	静脉抽血化验	70 元左右
ABO 溶血	血型 O 型的女性，丈夫为 A 型、B 型，或者有不明原因的流产史的夫妻	避免宝宝发生溶血症	静脉抽血化验	25 元左右
尿常规	备孕女性	对备孕女性的尿道系统加以检查，能够尽早了解是否有异常	尿液化验	10 元左右
内分泌	备孕女性	诊断是否患有月经不调等卵巢疾病	静脉抽血化验	全套 300 元左右

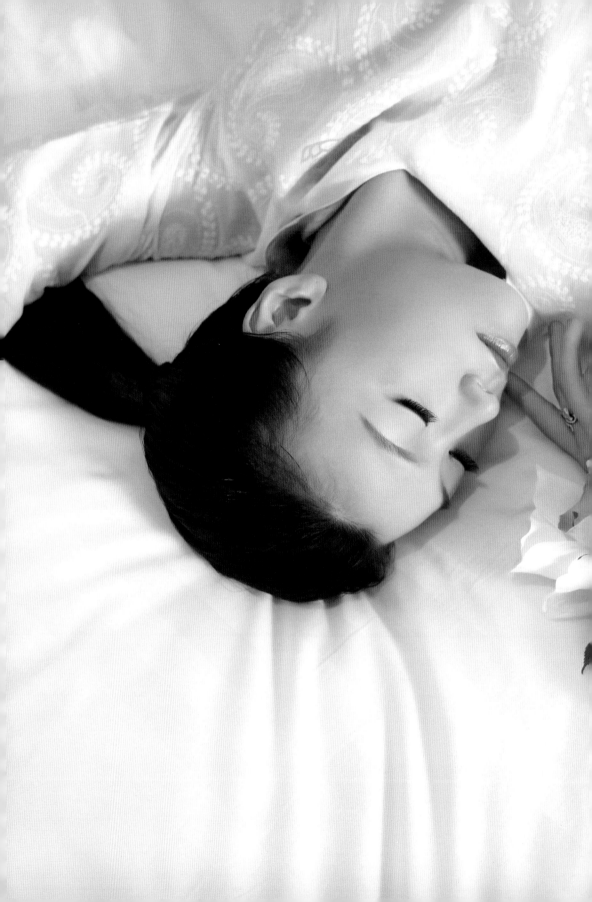

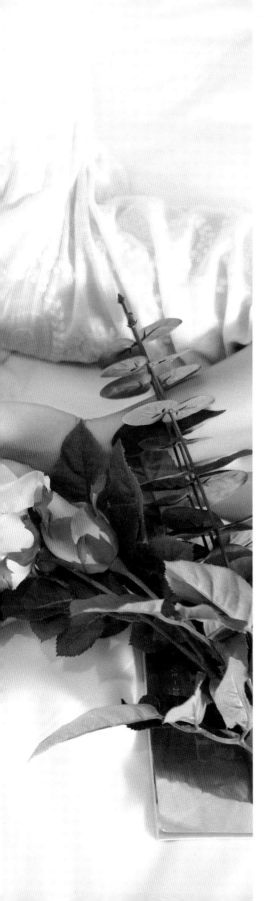

中篇
怀孕

　　从现在起，你就不再是一个人在战斗，肚子里多了一个和你血脉相连的"小东西"，她／他还在不断长大，或许会让你食欲不振、劳累嗜睡，甚至严重干扰你的生活和工作，但是为了一个新生命的成长，这些辛苦怎么都是值得的。

　　这个时候，再也不能任性自我，自己变得小心翼翼起来，做任何事情之前，都会有一丝甜蜜的顾虑。

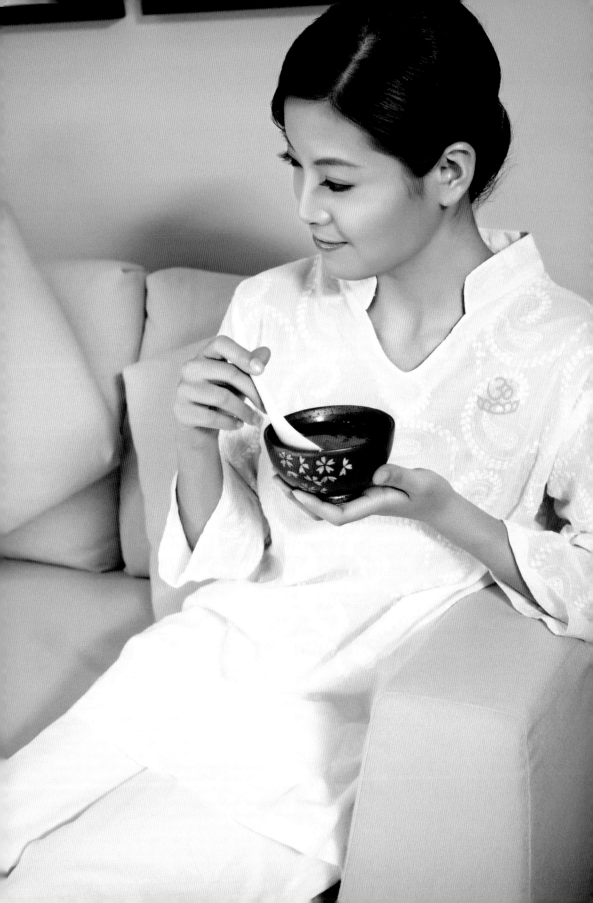

Chapter 4　怀孕必修课：
怀孕第1个月
（1～4周）

　　经过神奇的"生命之吻"，一颗宝贵的受精卵已经形成了。受精30个小时后，受精卵即分裂成2个细胞，然后是4个、8个……当它从输卵管到达子宫时已经成为一个小小的球体——桑葚胚（桑胚体）。随后桑葚胚变中空并充满液体，即所谓的胚泡。

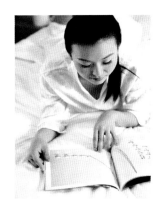

　　再经过3～4天的时间，囊胚便会和子宫内膜相结合。当它完全嵌入子宫内膜着床时，妊娠便真正地开始了。

一、最后一次经期的喜与忧

在这一周，由于尚未妊娠，所以备孕女性的身体基本不会发生变化。但是，为了孕育一个健康的宝宝，从现在开始就要小心谨慎。为即将到来的宝宝营造第一个安全、舒适的家，是每一位妈妈的责任。

1. 保持清洁

要注意保持卫生巾清洁，购买国家卫生部允许出售的卫生巾；每天清洗外阴，不过不要盆浴，应该淋浴，经期能用温水擦身更好。

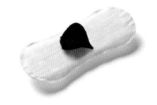

2. 饮食讲究

少吃刺激性食物，多吃蔬菜和水果，以保持大便通畅，避免盆腔充血。经期易出现疲劳和嗜睡，情绪波动也大，因此最好不要饮浓茶、咖啡等。同时，也要少食或不食冰冻食物等。适当参加文体活动可转移经期出现的烦躁、郁闷，但要注意避免体力劳动过累或参加剧烈体育活动。

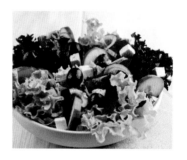

3. 避免受凉

经期女性御寒能力下降，受凉易引起疾病，像月经过少或突然停止等，因此要避免淋雨、沾水、用凉水冲脚等。

在这一周，女性的身体基本不会发生变化，但子宫内膜逐渐变厚，准备排卵。未处于妊娠状态的子宫犹如鸡蛋般大小，即使是在孕早期，子宫的大小也基本上没有变化。随着月经的结束，子宫内膜重新变厚，准备排卵。到了排卵日，成熟的卵子从卵巢中来到输卵管等待精子，卵子在输卵管中可存活 12 ~ 24 个小时。

二、在家自己进行怀孕检测

自己可以在第一次月经没来的那天或更向前的日子使用怀孕测试盒。市场上有好几种不同的家用怀孕测试盒，所以在使用之前，要仔细阅读说明书。最好检测清晨醒后的第一次尿液，因为此时的尿液浓缩，即使微量的 HCG 也可以检测出来。以后的尿液会因喝水及饮食而被稀释，由于怀孕较早期的激素含量非常低，所以这种家用测试盒就很难检查出来。

有的测试要求将测试条插入尿液中；有的测试要求将尿液倒入一个干净的容器内，然后用试剂盒附带的滴管取几滴尿液，滴入试剂盒椭圆形的窗口上。

通常试验结果在几分钟内就会显示出来，即观察测试条窗口内的彩色标志线。此外，还有一条标志线能提醒操作是否正确。如果测试结果是阴性，而自己仍感觉可能怀孕了，可隔 5 ～ 7 天再重复做一次检测。这是因为可能刚刚受孕，激素水平不够，尚无法检测出来，或者怀孕的时间比自己估计的要晚一些。如果月经不规律的话，最有可能出现这些情况。

三、宝宝的生长发育变化

当"公主"卵子和"白马王子"精子结合成为受精卵后，靠着输卵管肌肉的蠕动和输卵管黏膜上皮的纤毛摆动，"爱的结晶"会从相会的地方向定居地——子宫慢慢地移动。在受精 4 ～ 5 天后，受精卵便会到达子宫腔内。在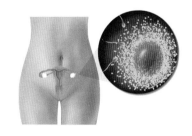此期间，受精卵一边憧憬着到达子宫的幸福，一边像桑树的果实一样分裂——经过多次分裂变化成为囊胚；另一方面，子宫也在为孕育一个新生命而积极地做着准备，受精卵的床——子宫内膜，在女性雌激素的作用下变得像海绵一样柔软、丰厚。

再经过 3 ～ 4 天的时间，囊胚便会和子宫内膜相结合。当它完全嵌入子宫内膜着床时，妊娠正式开始了。

四、为胎儿打造最佳子宫环境

　　胎源学说认为，子宫不仅仅是胎儿获取营养的避风港，还是一个教室。在这个小小的天地，胎儿会学习如何去适应环境，存活下来。胎儿发育的过程，就是不断收集、侦测子宫的环境信息并随之调整自身生长方式的过程。

　　这一结论得自于英国南安普顿大学的胎源疾病研究中心。他们提出："母亲子宫的环境，会对胎儿的健康产生永久的影响。"肥胖、冠心病、骨质疏松症、糖尿病和高血压，这些被归咎为由不良的生活习惯所引发的疾病，都有可能是因为胎儿阶段母亲子宫内的不适宜条件所致。

　　该大学胎源疾病研究中心的主任马克 · 汉森认为："母亲子宫的环境对胎儿日后长期的健康确实有非常重要的影响。"他认为妊娠阶段虽然只是人生之中很小的一部分，但是它却是非常重要的，我们应该给予更多的重视。

　　胎源疾病研究给所有孕妈妈带来的最重要信息，就是一定要在孕期保护好自己的身体，保证充足、平衡的营养和良好的情绪，这样才能为胎儿打造最佳的子宫环境。

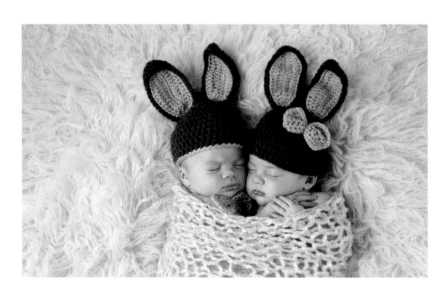

五、学会计算预产期

由于末次月经的第一天比较好记忆，医生计算孕周时，通常从末次月经第 1 天开始计算。从末次月经的第 1 天开始，整个孕期是 9 个月零 7 天，共 280 天。每 7 天为 1 个孕周，共计 40 个孕周。每 28 天为 1 个孕月，共 10 个孕月。有的孕妈妈会有疑问，认为不可能是来月经的那天怀孕的。这话很对，通常怀孕要在月经后的 14 天左右，于是就有受精龄的问题。受精龄是从受精那天开始算起，即 280 减去 14，共 266 天，38 个孕周。对月经不准的孕妈妈，胎龄常常和实际闭经时间不一样，需要结合 B 超、阴道检查、发现怀孕的时间、早孕反应的时间、胎动的时间等指标来进行科学推断。

孕妈妈该知道的数字

胎儿在母体内生长的时间	40 周，即 280 天
预产期计算方法	末次月经首日加 7，月份加 9 或减 3
妊娠反应出现时间	停经 40 天左右
妊娠反应消失时间	妊娠第 12 周左右
自觉胎动时间	妊娠第 16 ～ 20 周
胎动正常次数	每分钟 120 ～ 160 次
过期妊娠	超过预产期 14 天
临产标志	见红、阴道流液、腹痛，每隔 5 ～ 6 分钟子宫收缩 1 次，每次持续 30 秒以上
产程时间	初产妇 12 ～ 16 小时，经产妇 6 ～ 8 小时

六、孕早期的饮食多样化

对于孕妈妈来说，本阶段除了继续补充叶酸外，依然要注意饮食的多样化，保持营养均衡，同时做好忌口，一切不利于怀孕的饮食习惯都要避免，为胎宝宝的健康发育打好基础。在孕早期，孕妈妈的胃口可能非常不好，所以饮食上可以选择吃一些对身体有益的食物，少而精，给胎宝宝提供发育最需要的营养。这里介绍几种以供参考。

蔬菜	莴苣、菠菜、西红柿、胡萝卜、花椰菜、油菜、小白菜、扁豆、蘑菇等
水果	橘子、草莓、樱桃、香蕉、柠檬、桃子、杨梅、酸枣、山楂、石榴、葡萄等
谷物	大麦、米糠、小麦胚芽、糙米等
动物食品	动物肝脏、肾脏、禽肉及蛋类、牛肉、羊肉等
豆类	黄豆、豆制品等
坚果	核桃、腰果、栗子、杏仁、松子等

七、孕早期的饮食调节

水果：胎儿在发育过程中，需要维生素参与细胞的合成。虽然蛋类、乳类、豆类、蔬菜中维生素的含量也不少，但它们都易溶于水，往往在烹调过程中大量流失掉。水果可以洗净生吃，这样就避免了在加热过程中维生素的损失。所以孕妈妈多吃些水果，特别是新鲜水果，对补充自身和胎儿所需维生素是非常有利的。

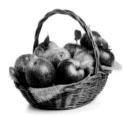

核桃： 中医学认为，核桃有补肾固精、温肺止咳、益气养血、补脑益智、润肠通便、润燥化痰等作用，孕妈妈常吃核桃可防病健身，有利于胎儿健脑。

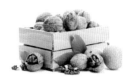

花生： 花生被世界公认为是一种植物性高营养食品，花生具有醒脾开胃、理气补血、润肺利水和健脑抗衰等功效。

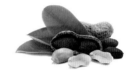

芝麻： 中医学认为，芝麻有填精、益髓、补血、补肝、益肾、润肠、通乳、养发的功能，孕妈妈适当多吃芝麻对自己和胎儿都有益。

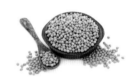

豆类： 这里所说的豆类主要是指大豆和大豆制品。大豆的营养价值很高也很丰富，具有健脑作用，且易消化吸收。

小米： 中医认为，小米有滋养肾气、健脾胃、清虚热等作用。小米是适宜孕妈妈常吃的营养价值较高的食品。

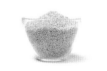

海鱼： 海鱼营养丰富，含有易被人体吸收的钙、碘、磷、铁等无机盐和微量元素，对于大脑的生长、发育、健康和防治神经衰弱症有着极高的效用，是孕妈妈应经常食用的美味佳肴。

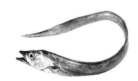

黑木耳： 黑木耳营养丰富，具有滋补、益气、养血、健胃、止血、清肺、强智等功效，是健脑和强身的佳品。

八、出现身体不适要谨慎

孕期腹痛是孕妈妈最常见的症状。那么哪些腹痛是正常的生理反应，哪些是身体发出的疾病警告呢？孕妈妈应谨慎辨别。

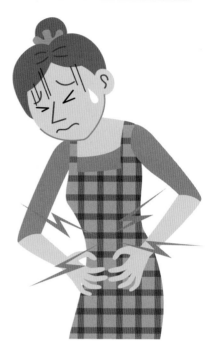

在孕早期，有些腹痛是生理性的，即由于怀孕所引起的正常反应；有些却是病理性的，可能预示着流产等危险的发生。但总的来说，在孕早期出现腹痛，特别是下腹部疼痛，孕妈妈首先应该想到是否是妊娠并发症。常见的并发症有先兆流产和宫外孕两种。在孕期出现的一些疾病也可引起孕妈妈腹痛，但这些病与怀孕无直接关系，如阑尾炎、肠梗阻、胆石症和胆囊炎等。由于在孕期出现腹痛比较常见，所以有时出现了非妊娠原因的腹痛，易被孕妈妈忽视。有些孕妈妈认为在孕早期出现腹痛可能是偶然性的，不要紧，只要躺在床上休息一下就好了。这种盲目采取卧床保胎的措施并不可取。正确的做法是及时到医院检查治疗，以免延误病情。在饮食要注意以下要点：

◎按时进食，吃好每一顿正餐。

◎注意饮食调养，膳食应以清淡、易消化为原则。

◎对于偶然性的疼痛，不需要特别补充某些营养素，但为了保障胎宝宝的正常发育，此时还是有必要摄入充足的维生素和各种矿物质。

◎如仅仅是生理性的腹痛，可适当喝一些姜糖水，可以暖胃还能减轻早孕反应。

◎拒绝刺激性食物，不吃过酸的或味道浓烈的食物，也不要喝碳酸饮料。

九、洗澡也要有讲究了

洗澡对普通人来说，是一件随心所欲的小事。不过对孕早期的孕妈妈来说，可要有所讲究了。

1. 水温不宜过高

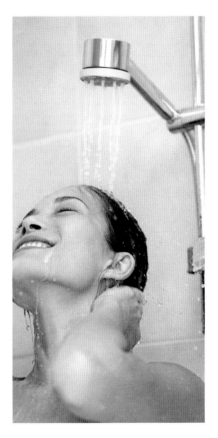

热水的刺激可引起身体毛细血管扩张，使孕妈妈的脑部供血出现不足，还会使胎宝宝的心率加快，出现缺氧症状，严重的还会导致胎宝宝神经系统发育受损。在怀孕接近一个月时，高温对胎儿造成的不良影响最大。因此，孕妈妈洗澡时的水温最好控制在 42℃以下。

2. 时间不宜过长

如果洗澡时间过长，室内空气不流通、温度升高、氧气相对供应不足，容易使孕妈妈出现头晕、乏力、胸闷等症状，导致胎儿缺氧。胎儿缺氧时间较短并不会有什么不良后果。但若时间过长，就会影响胎儿神经系统的生长发育，导致胎儿出生后智力有障碍，重则会导致唇裂、外耳畸形等先天性疾病。因此，孕妈妈每次洗澡不要超过 15 分钟。

3. 不宜坐浴

孕妈妈如果采用坐浴方式，浴液中的脏水有可能进入阴道内，容易引起宫颈炎、附件炎等，甚至发生宫内感染而引起早产。

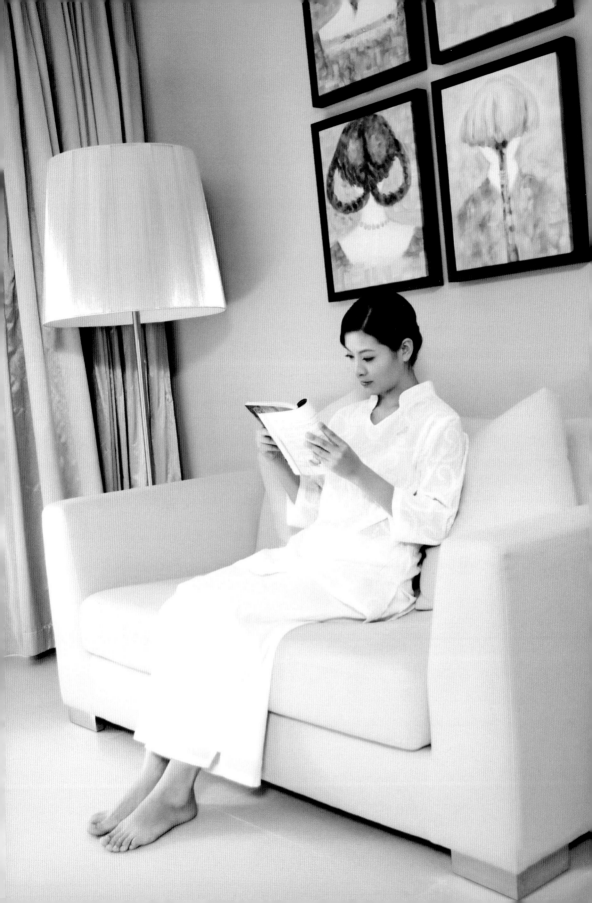

Chapter 5　怀孕必修课：
怀孕第2个月
（5～8周）

月经还是没有来，买来验孕棒，在厕所里，看到那条红线就那么慢慢地显现出来，你的心情是惊讶、喜悦、不安，还是不敢相信自己的眼睛？或许你什么心情都没有，或许你各种情绪都有。总之，从此以后，你的生活将会发生很大的变化。

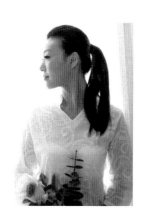

一、宝宝的生长发育变化

胚胎一旦植入子宫，就开始分泌相关的激素（就是这种化学物质让你感到胃口不适，甚至恶心呕吐。这种不适是胎儿在提醒你："妈妈，我来啦！请您的免疫系统不要把我当作异物哦！还有，请让子宫和乳房为我做好准备。"）。同时，胚胎细胞更加分化，形成"三胚层"，每一层细胞都将形成身体的不同器官。在这个

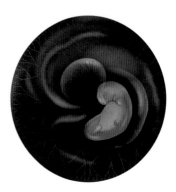

时期，神经系统和循环系统的基础组织最先开始分化，此时，小胚胎只有苹果子那么大，外观很像"小海马"，大约长4毫米，重量不到1克。

当然，子宫的工作需要孕妈妈身体的支持，睡眠充足、饮食均衡、饮水适量是非常重要的保障。还有更重要的是，怀着一份愉悦的心情，给胎宝宝一个温暖的、充满着幸福的子宫。

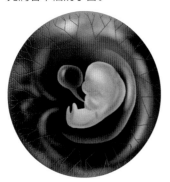

到了第7周的时候，胚胎在子宫里迅速地成长，慢慢地，人体的各种器官均已出现，只是结构和功能还很不完善。小心脏也已经开始有规律地跳动。胚胎的长度有0.6厘米，像一颗小松子仁，包括初级的肾和心脏等主要器官都已形成，神经管开始连接大脑和脊髓。四肢开始出现了，但还是不甚规则的凸起物，医学上称它们为"胎芽"。

到了第8周的时候，宝宝的心脏和大脑已经发育得非常复杂，眼睑开始出现褶痕，鼻子的雏形开始出现，胳膊在肘部变得弯曲，而且心脏的上方也有少量的弯曲。可爱的胎宝宝就开始在羊水中进行类似游泳般的运动了。

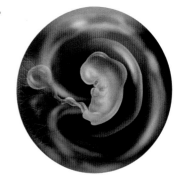

二、开始早期胎教

这一阶段的胎宝宝还只是一个"小芽儿"。不过没有关系,孕妈妈可以想象一下他的模样。想象一下,他长得像谁?他的性格是什么样的?当那些想象中的画面一一出现时,你身上的每一个细胞都会变得兴奋而充满活力。

有些科学家认为,母亲在怀孕时经常想象孩子的形象,在某种程度上会与将要出生的胎儿比较相似。因为母亲与胎儿在心理与生理上是相通的,孕妇的想象和意念是构成胎教的重要因素。母亲在构想胎儿形象时,会使情绪达到最佳状态,使体内具有美容作用的激素增多,使胎儿面部器官的结构组合及皮肤的发育良好。

孕妈妈的情绪对胎宝宝有着不可估量的作用,因此,保持宁静、愉悦的心情,对于提高胎教效果非常重要。下图的呼吸法,对稳定情绪和集中注意力非常有效。

进行呼吸法的练习时,场地可以自由选择,关键是腰背舒展,全身放松,微闭双眼,手可以放在身体两侧,也可以放在腹部,总之你觉得舒服就好。

准备好以后,用鼻子慢慢地吸气,在心里默默地慢数 5 下,自觉平时肺活量好的孕妈妈可以数 6 下。吸气时,要让自己感到气体被储存在腹中,然后慢慢地将气呼出来,用嘴或鼻子都可以。总之,要缓慢地、平静地呼出来,呼气的时间是吸气时间的两倍。

实施呼吸法的时候,尽量不要去想其他事情,要把注意力集中在吸气和呼气上,一旦习惯了,注意力就会自然集中了。此后孕妈妈再进行胎教,效果自然得以提高。

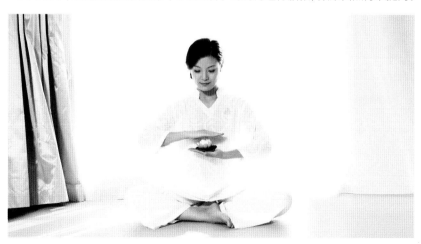

三、远离宝宝致畸的因素

有实验证明，受精后 3 ~ 8 周是致畸的最敏感期，受精 9 周以后，敏感性很快下降。

若胚胎在 3 ~ 8 周前受到致畸因素作用，易发生中枢神经系统缺陷（大脑发育不全、小儿畸形、脊柱裂、脑积水等）、心脏畸形、肢体畸形、眼部畸形、唇裂等。

如果在孕 9 ~ 12 周受损害，则易发生耳畸形、腭裂、腹部畸形等，要注意神经系统、生殖系统、骨骼系统在整个胎儿期均持续发育；在器官形成后不良因素还可引起功能障碍。

所以，我们建议孕早期的你应尽量避免对胎儿不利的因素，特别注意保护好"成形期"胚胎的正常发育，为生个健康聪明的宝宝做好第一步。下列不利因素孕妈妈要想办法远离。

酒精 酒精是公认的致畸物。孕期饮酒导致胎儿畸形的概率极高，所以孕期应禁酒。烟熏环境：吸烟或被动吸烟都会影响胎儿发育。目前虽未见明显引起胎儿畸形的病例，但造成出生低体重儿、发育迟缓儿极常见。

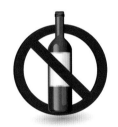

致畸药物 孕期的你一旦生病，应及时去医院治疗，并向主治医生说明自己已经怀孕，在医生指导下进行康复治疗。

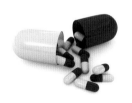

精神刺激 要保持愉快、轻松的心情，避免惊悚、高度紧张的情绪，以免对胎儿的生长发育不利。

偏食挑食 容易导致营养缺乏，影响胎儿发育。如果你的早孕反应比较严重，应该在进食量减少的情况下，增加进餐次数，尽量保持膳食平衡，保证起码的营养。必要时去医院检查尿酮体、血色素等。发现异常情况，应及时处理，减少疾病发生的机会。

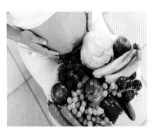

四、"酸儿辣女"有依据吗?

怀孕了！孕妈妈可能迫切地想知道腹中胎儿的性别。一些民间的说法常常会影响你的判断，比方说"酸男辣女"：喜欢吃酸的就预示着生男孩，喜欢吃辣的就可能怀的是女孩。真的是这样吗？

许多孕妈妈在孕期会变得爱吃酸味食物，这与孕期的生理变化密不可分。怀孕后，胎盘分泌的某些物质有抑制胃酸分泌的作用，影响胃肠的消化吸收功能，从而使女性产生恶心欲呕、食欲下降等症状。

酸味食物可刺激胃液分泌，促进胃肠蠕动，改善孕期内分泌变化带来的食欲下降、呕吐以及消化功能不佳的状况。而有些孕妈妈偏爱吃辣，则是个体对刺激性食物的偏好。

据研究发现，生男生女主要取决于让卵子受精的备孕男性的精子。

人体细胞的染色体有 23 对，其中 22 对是常染色体，剩下的 1 对可以决定宝宝的性别，这对染色体就是性染色体——X 染色体和 Y 染色体。

女性的性染色体是 XX，只能形成 1 种卵子——含有 1 条 X 染色体的卵子；男性的性染色体是 XY，可形成 2 种精子——含 X 染色体的精子和含 Y 染色体的精子。

如果卵子和含有 X 染色体的精子相结合，受精卵就会发育成女孩；如果卵子和含有 Y 染色体的精子相结合，受精卵就会发育成男孩。

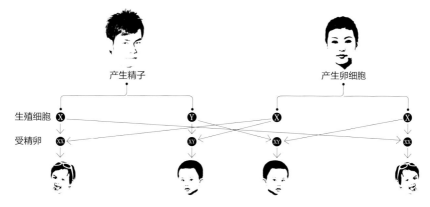

所以，仅以口味的变化来判断胎儿的性别是毫无科学根据的。生男生女完全是随机的，无论宝宝是男孩还是女孩，都应以最愉快的心情来接受。

五、先兆流产的预防

先兆流产是指出现流产的先兆，但尚未发生流产，具体表现为已经确诊宫内怀孕，胚胎依然存活，阴道出现少量出血，并伴有腹部隐痛。通常先兆流产时阴道出血量并不很多，不会超过月经量。先兆流产是一种过渡状态，如果经过保胎治疗后出血停止，症状消失，就可继续妊娠；如果保胎治疗无效，流血增多，就难免会发展为流产。先兆流产的原因比较多，例如孕卵异常、内分泌失调、胎盘功能失常、血型不合、母体全身性疾病、过度精神刺激、生殖器官畸形及炎症、外伤等，均可导致一些先兆流产的症状。

出现先兆流产的孕妈妈要注意休息，不要参加重体力劳动或进行剧烈运动，严禁性生活，同时要保持情绪的平稳，禁忌过度悲伤、惊吓等。孕早期，孕妈妈体内的小生命尚不稳定，如果进行性生活，很可能会引发流产。因此，准爸妈们应继续克服，远离性生活。同时要时刻注意小心保护腹部，避免外力伤害引发流产。

1.运动要适量

胎宝宝此时着床的情况还不是很稳定，医生一般都建议运动量不能过大，不可过度劳累，避免搬运重物或做激烈运动，而家事与外出次数也应尽可能减少。游泳、骑马、打球等活动都应尽可能避免。

2.准爸爸行动起来

小生命开始在妻子体内安家了，这个时候准爸爸要行动起来，在日常生活中，尽量多照顾妻子，减轻妻子的负担和压力。

3.避免有毒有害物质

避免接触有害理化物质，如苯、汞、放射线等。尽量不去人群密集的地方和传染病高发区域，少和小动物接触以避免寄生虫病或传染病。一旦患病，要及时在医生的指导下采取相应的治疗措施，不可自己随意用药。

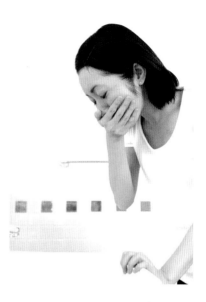

在孕早期，大多数孕妈妈会出现食欲不振、厌食、轻度恶心、呕吐、头晕、倦怠，甚至低热等早孕反应，这是孕妈妈特有的正常生理反应。早孕反应一般在妊娠第 6 周出现，以后逐渐明显，在第 9～11 周最重，一般在停经 12 周左右自行缓解、消失。大多数孕妈妈能够耐受，对生活和工作影响不大，无须特殊治疗。但是早孕反应并不是一定会发生的，很多孕妈妈在经过科学的调养之后并没有出现早孕反应，从而减轻了孕期的负担。

1. 与人绒毛膜促性腺激素的作用有关

支持这一观点的证据为妊娠反应出现时间与孕妈妈血中人绒毛膜促性腺激素出现的时间吻合。

2. 与胎宝宝自我保护的本能有关

孕吐是生物界保护腹中胎宝宝的一种本能。人们日常进食的各种食物中常含有微量毒素，但对健康并不构成威胁。

3. 与孕妈妈的精神类型有关

一般而言，神经质的人妊娠反应较重。夫妻感情不和，对孩子的到来感到困扰的孕妈妈，妊娠时也容易出现比较重的妊娠反应。

早孕反应中有一种情况是妊娠剧吐，起初为一般的早孕反应，但逐日加重，表现为反复呕吐，除早上起床后恶心及呕吐外，甚至闻到做饭的味道、看到某种食物就呕吐，吃什么吐什么，呕吐物中出现胆汁或咖啡渣样物。

早孕反应一般不会太重，孕妈妈可想些办法使反应减轻，下面几点可供参考：

①了解一些相关的医学知识。明白孕育生命是一项自然过程，是苦乐相伴的，增加自身对早孕反应的耐受力。

②身心放松。早孕反应是生理反应，多数孕妈妈在一两个月后就会自行好转，因此要以积极的心态度过这一阶段。

③选择喜欢的食物。能吃什么，就吃什么；能吃多少，就吃多少。这个时期胎儿还很小，不需要过多营养，平常饮食已经足够了。

④积极转换情绪。生命的孕育是一件很自然的事情，要正确认识怀孕中出现的不适，学会调整自己的情绪。闲暇时做自己喜欢做的事情，邀朋友小聚、散步、聊天都可以。整日情绪低落是不可取的，这不利于胎儿的发育。

⑤得到家人的体贴。让丈夫做家务事，自己躺在床上吧。如果你想要吃什么，就叫丈夫去买。不要因为躺在床上觉得愧疚。记住，你正在为你们的小家庭孕育一个新生命。

七、早孕产检指南

在孕早期，孕妈妈应进行一系列化验检查以便了解自己和胎儿的健康状况，需做的常规化验有以下几项。

1.优生四项检查

优生四项检查包括弓形虫、风疹病毒、巨细胞病毒、单纯疱疹病毒检测，如果在孕早期感染以上病毒，均可能造成胎儿不同程度、不同器官的畸形。一旦检查出阳性，应及时就医咨询。

2. 血常规

通过检查血常规，可了解孕妈妈是否贫血。正常情况下，孕前及孕早期血红蛋白 ≥ 120g/L，妊娠后 6 ～ 8 周，血容量开始增加，至妊娠 32 ～ 34 周达到高峰，血浆增多，而红细胞增加少，血液稀释，血红蛋白约为 110g/L。通过检查血常规，还可以了解白细胞和血小板有无异常。

3. 尿常规

了解孕妈妈尿酮体、尿糖、尿蛋白指标，可以反映妊娠剧吐的严重程度，提示孕妈妈是否患有糖尿病。

4. 乙肝五项检查

了解孕妈妈是否是乙肝病毒携带者，如乙肝表面抗原 (HBsAg) 呈阳性，则表明是乙肝病毒携带者，如果同时伴有核心相关抗原 (HBeAg)、核心抗原（HBcAg) 阳性则提示胎儿被感染的机会增加，新生儿出生后应及时给予主动免疫和被动免疫。

5. 肝功能检查

了解孕妈妈孕早期肝脏情况，急性病毒性肝炎患者不宜妊娠，如妊娠期患急性病毒性肝炎，可使病情加重，危及母婴生命安全。通过肝功能检查，还可对孕妈妈其他肝脏疾病进行鉴别。

6. 血型检测

通过血型检测，可了解有无特殊血型。如果孕妈妈为 Rh 阴性血型，丈夫为 Rh 阳性血型，或如果孕妈妈为 O 型血，其丈夫为 O 型以外的血型，胎儿就有发生溶血的可能性，需要孕期进一步跟踪检查，必要时做相关的治疗。

八、警惕阴道出血

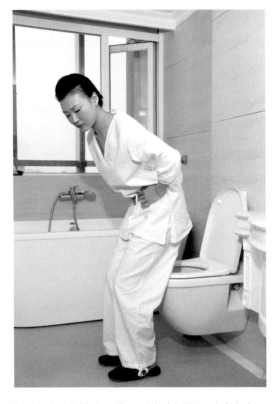

女性在怀孕期间若阴道有少量出血，根据流血量和积聚在阴道内时间的不同，颜色可为鲜红色、粉红色或深褐色。有时伴有轻微下腹痛，以及腰骶部酸胀不适等。

孕妈妈发现自己有先兆流产的迹象应尽快到医院检查，以明确病因和胎儿的状况，避免人为因素引起的流产。如果妊娠反应阳性，结合体温和 B 超检查认为适合保胎时，应在医生的指导下进行保胎治疗；特别要引起注意的是，如果阴道出血多于月经量，或其他诊断查明胎儿死亡或难免流产，应尽早中止妊娠，防止出血及感染。

如经医生证实，胚胎正常妊娠继续，保胎的孕妈妈就要特别注意孕期生活习惯和情绪变化。注意阴道出血量、颜色和性质，随时观察排出液中是否有组织物，必要时保留卫生护垫（24 小时）供医生了解病情，医生可根据出血量及腹痛情况随时了解先兆流产的发展。

保胎期间要尽可能地减少刺激，禁止性交，避免不必要的妇科检查。如下腹阵痛加剧，而出血量不多，应区别是否有其他并发症，并及时报告医生；如有组织物排出或出血量增加，应携带排出物去医院就诊；遇有阵发性下腹剧痛伴出血增多，也应及时到医院就诊。总之，并不是出现绞痛、阴部出血等就一定要保胎，是否能保住胎儿也是不确定的，是否适宜继续妊娠，应听取医生的建议。

九、感冒了怎么办

孕妈妈最好避免患感冒，平时要尽量少到公共场所，加强营养，保证睡眠，少与感冒患者接触，以减少感染的机会。若不幸患上感冒，孕妈妈应在医生指导下选用安全有效的方法进行治疗，自己千万不可随意服药，以免对母体和胎儿造成不良影响。一般可选用以下几种方法。

1. 轻度感冒

如孕妈妈感冒了，但不发热，或发热时体温不超过 38℃，可增加饮水，补充维生素 C，充分休息，感冒症状就可得到缓解。

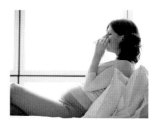

2. 重度感冒，伴有高热、剧咳

当孕妈妈体温在 39℃以下时，可选用柴胡注射液退热和纯中药止咳糖浆止咳。同时，也可采用湿毛巾冷敷，或用 30% 左右的酒精（或将白酒兑水冲淡一倍）擦浴，起到物理降温的作用。抗生素可选用青霉素类药物，不可使用喹诺酮（如诺氟沙星等）和氨基苷类（如链霉素、庆大霉素等）药物。

如果孕妈妈体温达到 39℃以上，且持续 3 天以上，可分以下两种情况来处理。

第一种情况：孕妈妈感冒的时间是处在排卵后 2 周内，用药就可能对胎儿没有影响。

第二种情况：感冒的孕妈妈处在排卵后 2 周以上，这一时期，胎儿的中枢神经已开始发育，孕妈妈如果高热 39℃持续 3 天以上，就可能会对胎儿造成影响。

如果出现以上情况，就需要与医生、家人共同商讨是否继续本次妊娠。因为孕妈妈在怀孕 3 ～ 8 周之后患上感冒并伴有高热，对胎儿的影响较大。此时病毒可通过胎盘屏障进入胎儿体内，可能造成胎儿先天性心脏病、兔唇、脑积水、无脑和小头畸形等。感冒造成的高热和代谢紊乱产生的毒素会刺激子宫收缩，造成流产，新生儿的死亡率增高，这时需综合权衡利弊，慎重地考虑是否继续妊娠。

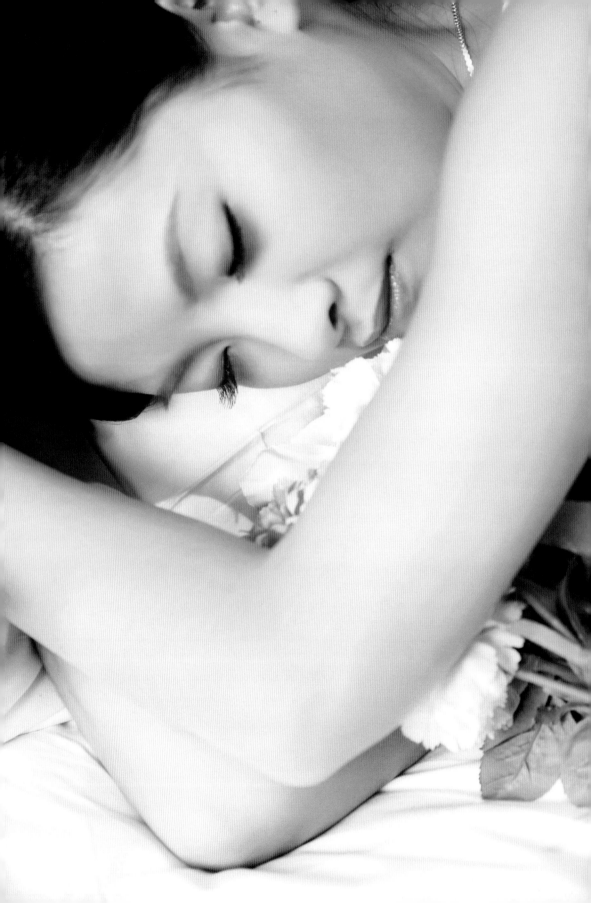

Chapter 6　怀孕必修课：
怀孕第3个月
（9～12周）

　　"害喜"这个词真是太精准了！"害"的意思是不好，如"害人""害怕"等，偏偏后面跟了个喜庆的"喜"字，这两个字合在一起，把孕妈妈孕早期那种痛并快乐的境况表达得淋漓尽致。没错，害喜的时光，就是痛并快乐着的时光。不管怎样，坚强点，为了腹中的小生命！这段时光将成为你生命中非常难忘的时光。

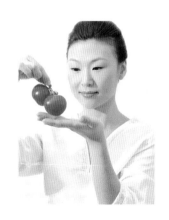

一、宝宝的生长发育变化

从本周开始，孕妈妈腹中曾经的胚芽已经开始是一个五脏俱全、初具人形的小人儿了，也就是胎儿。妊娠 9 周以后的时期称为"胎儿期"。

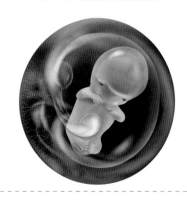

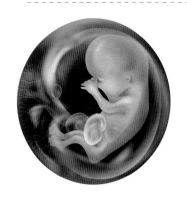

对于胎儿来说，此时五官逐渐形成，头部占身体的 1/4。同时，上肢和下肢的末端出现了手和脚，手指之间和脚趾之间是连在一起的，好像鸭掌。他不断地动来动去，不停地变换着姿势。他的胳膊已经长出，在腕部两手呈弯曲状，并在胸前相交。腿在变长，而且脚已长到能在身体前部交叉的程度了。

对于孕妈妈来说，现在的子宫已增大了 2 倍，大概有网球那么大。随着子宫逐渐增大，孕妈妈会感觉到整个身体都在发生变化。虽然你的体重没有增加太多，但是乳房胀大了不少，乳头和乳晕色素加深。孕妈妈可能常感到腿部紧绷发痛，腰部酸痛。孕妈妈的头发和皮肤也在发生着细微的变化，感觉头发很厚、有光泽或油腻、薄、柔软，记住一定不要吹风、烫发或染发。恶心、呕吐的不适感让孕妈妈很难高兴起来，有时孕妈妈会感觉自己很孤独，其实大多数的孕妈妈都会体验这种状态。

有些爱美的女孩喜欢穿紧身的衣服，以显示形体美，以致在怀孕以后，还不愿穿对身体有利的宽大舒适的衣服。其实这是不对的。女性怀孕后，由于胎儿在母体内不断发育成长，会使得母体逐渐变得腹圆腰粗，行动不便。同时为了适应哺乳的需要，孕妈妈乳房也逐渐丰满。此外，孕妈妈本身和胎儿所需氧气增多，呼吸通气量也会增加，胸部起伏量增大，孕妈妈的胸围也会增大。如果再穿原来的衣服，特别是紧身的衣服，就会影响呼吸和血液循环，甚至会引起下肢静脉曲张和限制胎儿的活动。

二、结束孕早期，进入孕期

到这个月末，胎宝宝身长大约有 9 厘米，仍不如你的手掌大，但是，他从牙胚到指甲，身体的雏形已经发育完成。手指和脚趾已经完全分离，一部分骨骼开始变得坚硬，并出现关节雏形。胎宝宝越来越淘气，他时而踢踢腿，时而舒展一下小身体。他的大脑体积越来越大，占了整个身体的一半左右。内脏更加发达，小小的肾脏已经长成，并开始制造尿道准备进行排泄。

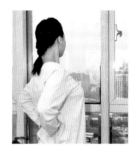

孕妈妈的子宫随着宝宝的长大逐渐增大，妊娠 12 周时在肚脐和耻骨联合之间可以摸到子宫上缘。由于子宫变得更大了，不再能适应它原来的正常位置——骨盆了，它正在向腹部平和地推进。过去宽松的衣服，现在虽然还可以穿，但是你会明显感觉到腰变粗了，同时你的臀部正在变得丰满了，这是为子宫的生长腾出更多的空间。

现在你的皮肤可能有些变化，脸和脖子上不同程度出现一些深浅不一的色素沉着，从肚脐到耻骨出现一条垂直黑褐色妊娠线。如果你白天基本上都是坐着，你会觉得尾骨有些疼痛。由于体内血液增多，心跳也会加快。呼吸时，你比平常多吸入 40% ~ 50% 的空气，你的肋骨架也在扩展，这也就是说，文胸的尺寸要比平常再大一号了。

三、心情激动的 B 超检查

从 B 超原理上分析，B 超是超声传导，不存在电离辐射和电磁辐射，是一种声波传导，这种声波对人体组织没有什么伤害。但如果声波密集在某一固定地方，又聚集很长时间的话，就会有热效应，这种热效应达到一定程度时，可能会对人体组织产生不良的影响，影响组织内的分化，包括染色体。理论上是高强度的超声波可通过它的高温及对组织的腔化作用，对组织产生伤害。但事实上，医学使用的 B 超是低强度的，对胎儿是没有危害的，至今尚没有 B 超检查引起胎儿畸形的报道。所以，目前各医院在产科领域使用的 B 超检查对胎儿是安全的。大多数学者认为 B 超检查对胎儿没有伤害。

但这并不意味着在整个妊娠期可以随意地做 B 超检查，而没有时间和次数的限制。有研究证明，如果长时间频繁地做 B 超检查，可能会对宝宝的视网膜产生影响。所以，我们建议你孕期的 B 超检查不要过于频繁，按自身的需要做就行了。

孕妈妈第一次 B 超检查时间最好安排在孕 3 ~ 4 个月，第二次在 5 ~ 6 个月，最后一次在孕 9 ~ 10 个月，当然如果中间有出血、流水、胎动异常等情况时，也需增加 B 超检查次数，不可盲目地、固执地拒绝 B 超检查，我们需灵活处理。

本月，你就可以去医院做第一次产前检查了。一般医生会给宝宝做一个 B 超。B 超单上会给出目前宝宝的许多数据，也包括判断宝宝的孕周哦！

B 超在产前检查中有如下作用：

◎监测胎儿宫内生长发育情况，诊断胎儿宫内生长发育是否受限。

◎检测胎儿器官的发育是否存在畸形。

◎确定胎位、胎盘、羊水、多胎状况。

◎检测过期妊娠。

◎辅助羊水穿刺检查。

四、可以听见胎心了

胎心就是胎儿的心跳，一般在17~20周可以在腹部用一般的听诊器听到胎心。胎心在120~160次/分，有时还要快些，也不太规律，到怀孕末期就规律多了。有时会有短暂的停跳，或速度达到180次/分，属正常现象。但是若频繁、长期出现这种现象须及时就医问诊。

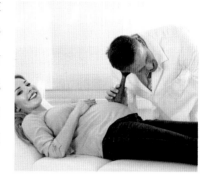

胎宝宝的心脏是在全身发育中最早有功能的器官，胎心音可以直接反映胎宝宝的情况。作为准爸爸，也一定要学会听胎心，和妻子一起监测。有的准爸爸从来没有接触过听诊器之类的用品，担心自己学不会听胎心。其实，让妻子仰卧在床上，不必用听诊器，你直接把耳朵或木筒贴在医生指定的妻子的腹部部位，就能听到胎宝宝的心音，声音就像钟表的"嘀嗒"声，每分钟120~160次。

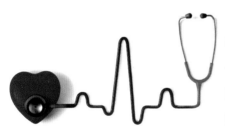

正常胎心规律而有力，似钟表嘀嗒声，为120~160次/分，如果<120次/分或>160次/分时，可间隔10~20分重复听1次，如果还不正常，提示胎儿宫内缺氧，若胎心率在异常范围并伴有胎心律不规则，提示胎儿缺氧更严重。

五、此阶段情绪对胎儿的影响

孕妈妈在妊娠期间的心理状态，对胎儿的身心发育具有很大影响。如果孕妈妈在妊娠期间受到不良情绪的困扰，往往会造成一些妊娠和分娩并发症，严重者可能会对孩子出生后的性格、智力有一些负面影响。

有严重焦虑情绪的孕妈妈常伴有恶性妊娠呕吐，还可能会导致早产、流产、产程延长或难产。专家发现，孕妈妈在妊娠期间如果存在过度紧张或焦虑心理，胎儿出生后往往表现为多动、容易激动、好哭闹，长大以后又会表现为情绪不稳定、易焦躁、易被激怒等。对多动症儿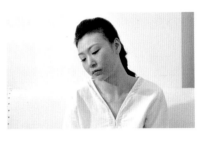童调查后发现，这些儿童在胎儿期，其母亲大多都有过较大的情绪波动和心理困扰过程。

　　从怀孕到现在为止，已经有 9 周了，你的身体外观并没有发生多大的变化，然而脾气却发生了很大的变化，以往温柔的你，可能现在变得喜怒无常，情绪大起大落，变化很大。

　　你的情绪为什么会变化这么大呢？一般认为，孕期情绪的大起大落，是因为怀孕期间体内激素失调所造成的。其实，你的孕期情绪除了受激素的影响，还会被各种问题困扰：如准爸爸会不会变心，自己会不会变丑，分娩会不会顺利，宝宝将来给谁带，等等。

　　据统计，怀孕初期，即怀孕的前 3 个月情绪最不稳定。而这一段时间却是胎儿发育的关键时期，大部分器官都在这一时期发育并形成，如果这一时期你的情绪一直很糟糕的话，对胎儿的早期发育是很不利的。

六、宝宝的胎教

　　胎儿如同植物的种子，需要肥沃的土壤、充足的阳光和丰润的雨露。每个父母都希望自己的孩子聪明、活泼、健康成长，胎教就是养育天才儿童的有效捷径。美国加州有位医生创办了一所胎儿大学，胎儿"毕业"即出生时，大脑中已储存了几十个单词和简单的曲调，有的初生儿出生 2 周，就会说"爸爸"。有个婴儿出生 8 周就能说"hello"。一个 4 岁的孩子已经能听、讲英语和西班牙语，并学会照顾自己。

1. 妈妈学习，宝宝受益

据报道，一个 3 岁小神童对文学、音乐、自然、外语等充满兴趣，尤其善于用词，神童母亲认为这可能是自己怀孕时准备研究生毕业论文的结果。因为当时她每天都要学外语、背诗词、读名著，听音乐则是她发愤苦读之余的休息方式。孩子在胎儿

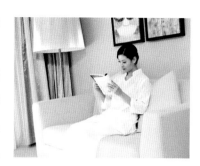

期受到这种强烈的求知欲刺激，出生后自然地对感兴趣的事物寻根溯源，乐此不疲。

2. 母亲与胎儿情感相通

1972 年，一个健康女婴在德国降生。从出生起，女婴一直不吮吸母亲的乳汁，却愿意让其他乳母去喂。这种举动让医生觉得奇怪。经调查，发现女婴母亲在怀孕时不想要这个孩子，在丈夫的恳求下才生下孩子。原来女婴在胎儿期就感觉到了母亲的想法，出生后仍对母亲"心存戒备"。

3. 喜欢听英文的奥迪尔

奥迪尔是一个不爱讲话的孤独症患儿，但每当有人同他讲英语时，他既爱听又爱交谈。患儿父母在家里几乎不讲英语，患儿母亲孕期曾在一家只允许讲英语的外企工作。胎儿在孕 7 ~ 8 个月就已具有很强的记忆能力，宝宝记住了那时妈妈讲的语言。

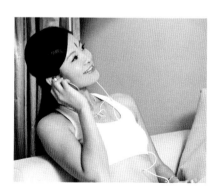

七、孕妈妈口腔护理

1. 症状及原因

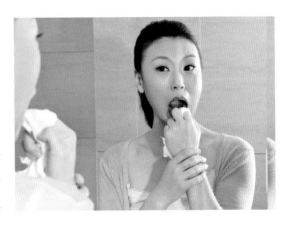

口腔不适对于孕妈妈的危害是显而易见的——孕期需要充足的营养，各种口腔不适会严重妨碍营养的吸收。由于孕期拔牙等治疗有导致流产的危险（在怀孕之前检查一下牙齿是非常必要的），基于孕妈妈的舒适和牙科治疗的安全考虑，应尽量避免在孕早期和孕晚期做牙齿治疗。在孕中期时，如果孕妈妈身体情况稳定，可进行一些牙科治疗，以免口内有蛀牙或牙周病，到孕晚期发生更严重的病变，对母胎健康造成不利影响。

2. 饮食调理

为了顾及孕妈妈口味的改变和爱好，各式酸、甜、苦、辣的食物，孕期都可以酌量食用，但应避免食用过于辛辣的食物，以免肠胃无法负荷。有些孕妈妈吃太多酸、辣或过于生冷的食品，不仅对牙齿没有好处，还会导致剧烈腹泻，严重者还可引发流产。

怀孕期间增加营养素的摄入，不仅可以起到保护孕妈妈的作用，使机体组织对损伤的修复能力增强，对胎宝宝的牙齿和骨骼的发育也有帮助。除了充足的蛋白质外，维生素 A、维生素 D 及钙、磷等一些矿物质的摄入也十分重要。木糖醇是一种从白桦树或橡树中提取的甜味剂，不含蔗糖，因此不会引起蛀牙。这种口香糖具有促进唾液分泌、减轻口腔酸化、抑制细菌和清洁牙齿的作用。研究发现，坚持每天使用木糖醇含量占 50% 以上的木糖醇口香糖，可以使蛀牙的发生率减少 70% 左右。

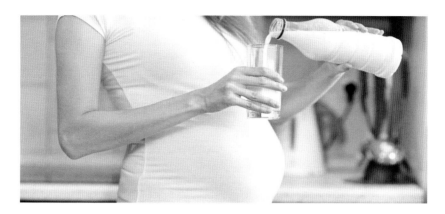

　　有些妈妈怀孕以后牙龈常出血，甚至有时候一觉醒来，枕头上血迹斑斑，但毫无痛觉；有的妈妈出现全口牙龈水肿，齿间的牙龈头部还可能有紫红色、蘑菇样的增生物，只要轻轻一碰，脆软的牙龈就会破裂出血，出血量也较多，且难以止住，这就是困扰不少孕妈妈的妊娠牙龈炎。妊娠牙龈炎的发生率约为 50%，通常在孕 2 ～ 4 个月出现，分娩后自行消失。若妊娠前已有牙龈炎存在，妊娠会使症状加剧。在饮食上，孕妈妈可以注意以下要点。

　　◎保证充足营养。孕妈妈比平时更需要营养物质，以维护包括口腔组织在内的全身健康。

　　◎多喝牛奶，吃含钙丰富的食品。

　　◎多食富含维生素 C 的新鲜水果和蔬菜，以降低毛细血管的通透性。

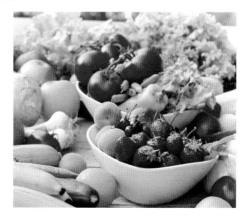

　　◎挑选质软、不需多嚼并易于消化的食物，以减轻牙龈负担，避免损伤。孕期是一个特殊的生理时期，由于孕妈妈的内分泌和饮食习惯发生变化、体耗增加等，往往容易引起牙龈肿胀、牙龈出血、蛀牙、口腔异味等口腔疾病。

八、孕期便秘有高招

孕妈妈小冉这些天可烦恼了，因为妊娠反应吃不下东西，又深受便秘的困扰。

孕早期，很多孕妈妈会出现便秘状况。主要原因有如下几点：由于妊娠反应较重，呕吐造成脱水，又因食欲缺乏使人体没有补充充足的水分。孕激素的大量分泌引起胃功能下降，蠕动减慢。

1. 症状及原因

大量进食高蛋白、高热量食物，蔬菜摄入量少，缺乏膳食纤维。担心流产，过度养胎，缺乏必要的运动。一般情况下，3 天不排便就算是便秘，而有些孕妈妈即使只有一天不排便，也会觉得很痛苦，这也是便秘。总之，如果和孕前相比，排便情况变化明显且比较痛苦就算是便秘。在便秘的情况下，腹内积累的毒素不利于机体代谢，会影响身体健康，所以孕妈妈超过 5 天不排便就应该到医院就诊。

2. 饮食调理

◎每天注意多饮水并掌握饮水技巧。可以在每天早晨空腹时，大口大口地饮用温开水，使水来不及在肠道吸收便到达结肠，促进排便。

◎吃水分多的食物，如苹果、葡萄、桃子、梨、冬瓜、牛奶等。

◎吃含膳食纤维多的食物，如芹菜、红薯、豆类、玉米、韭菜、紫菜等。

◎吃有助胃肠蠕动以及含脂肪酸的食物，如蜂蜜、香蕉、核桃、松子仁、芝麻等，能促进肠道润滑，帮助排便。

◎可将核桃、酸奶、烤紫菜、青梅干、香蕉作为零食，这些零食不但富含营养，还有改善便秘的作用，一举两得。

九、孕妈妈皮肤如何进行保养

妊娠期间，由于激素的作用，孕妈妈的皮肤会失去光泽，稍不注意还会变得非常粗糙。这些虽算不上什么大病，但对于年轻女性来说，也是应该注意的事。所以，孕妈妈不要忽视保养皮肤。那么该怎么保养皮肤呢？

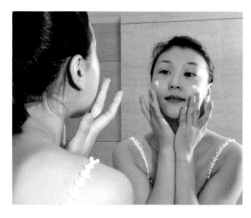

洗脸： 妊娠期的美容重点就是洗脸。早晚洗脸各 1 次，使用平时常用的洗面奶，仔细地洗，洗干净后抹上必要的护肤品。夏天是容易出汗的季节，要增加洗脸次数。勤洗脸不仅是为了去掉油垢，还可为皮肤增加水分，使皮肤湿润光滑，富有弹性。

防晒： 由于激素的作用，孕妈妈脸上容易长雀斑，一般到产后就会自愈。孕妈妈受紫外线照射也容易长雀斑，所以不要让强烈的直射阳光照在脸上和其他无遮盖的皮肤上。

按摩： 妊娠期间，孕妈妈每天都要进行脸部按摩。按摩既可加快皮肤的血液流通，增进皮肤的新陈代谢，保护皮肤的细嫩，还可使皮肤的功能在产后早日恢复。

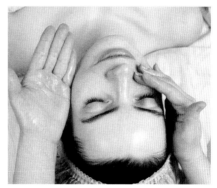

按摩的要领： 首先用洁面乳清洁脸部肌肤，用温水洗净后用毛巾擦干。在脸上均匀地抹上按摩膏，然后用中指和环指从脸的中部向外侧螺旋式按摩约 50 次。按摩完毕后，再用干热的毛巾擦拭。每天坚持按摩 1 次，对皮肤十分有益。

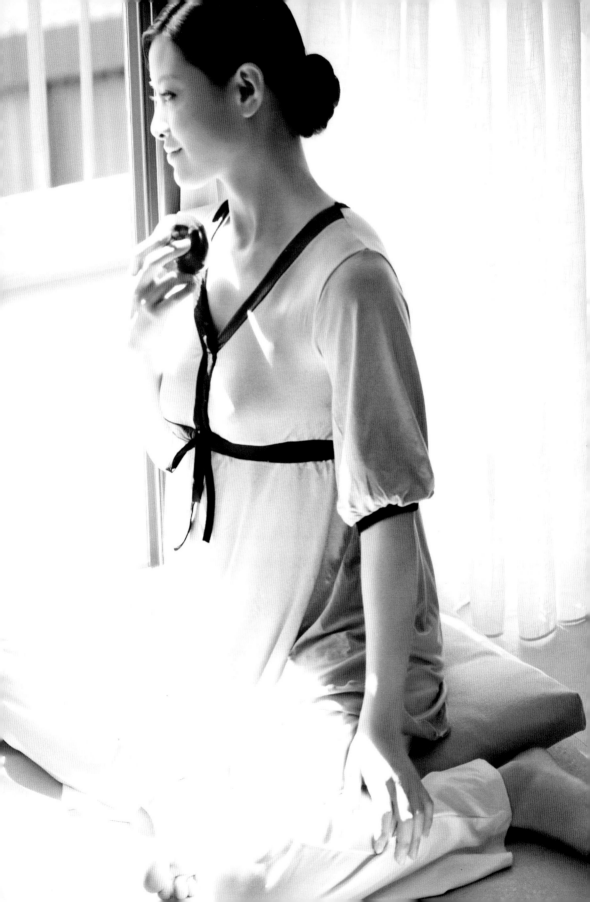

Chapter 7　怀孕必修课：
怀孕第 4 个月
（13 ~ 16 周）

从这个月开始，你迎来了孕期中最平稳、愉快的孕中期。那些让人难过的孕吐、疲惫，终于过去了。孕妈妈胃口好起来了，精神抖擞起来了，心情也变得好起来了。而更让你惊喜的是，你腹中的胎宝宝已经会支配自己的四肢了，甚至会把手指放到嘴巴玩了。在这个月末，你甚至有可能感受第一次胎动。是不是很期待呢？

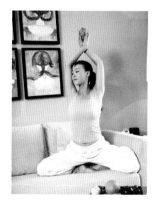

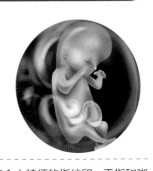

胎宝宝看上去更像一个漂亮娃娃了，眼睛突出在头的额部，两眼之间的距离在缩小，耳朵也已就位。他的身体在迅速成熟，腹部与母体连接的脐带开始成形，可以进行营养与代谢废物的交换。

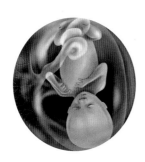

手指开始长出代表个人特征的指纹印，手指和脚趾已完全成形。软骨已形成，骨骼正迅速发育。头顶上开始长出细细的头发，眉毛也长出来了。薄薄的皮肤上有一层细绒毛，好像是一条细绒毯盖在身上，随着孕周增长，这层绒毛逐渐减少，通常在出生时就会消失。现在的身长大约有 16 厘米，体重达到了 200克，看上去如大人的拳头般大小。

现在胎宝宝开始学会轻轻地打嗝了，这是呼吸的先兆，但是你听不到打嗝声，这是因为在他的气管里充满了羊水，而不是空气。到本月末，胎宝宝可以做许多动作，可以握拳头、眯起眼睛来斜视、皱眉头、做鬼脸，也开始会吸吮自己的拇指了。

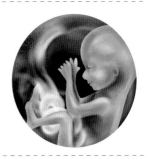

而孕妈妈这段时间是难得的好时光，由于胎盘代替了激素的产生，痛苦的孕吐消失了，准妈妈们又恢复了往日的活力。与此同时，乳房正在迅速地增大，由于腹部和乳房的皮下弹力纤维断裂，在这些部位出现了暗红色的妊娠纹。体内雌激素的增加使孕妈妈们的头发乌黑发亮，很少有头屑，是一生中难得的好发质。

由于胎儿正在迅速地成长，需要更多的营养和氧气，所以，孕妈妈们的心脏负荷达到了所能承受的最高值，心率增加，呼吸加快、加深，孕妈妈们此时可能会感到比怀孕前更脆弱、敏感和易怒。

很多年轻的女性在怀孕以后也要继续工作。她们一方面可能放不下事业的发展，另一方面又担心身体特别是宝宝的生长会受到不利影响。其实，孕期坚持适当工作是有好处的。

1. 缓解妊娠反应

调查显示，60% ~ 90% 的女性在怀孕初期都会出现晨昏、恶心呕吐、乏力等身体不适症状，一般妊娠反应在怀孕的 3 个月以后会自动消失，上班族因为有良好的工作生活习惯，妊娠反应也会有所减轻，而集中精力工作是缓解妊娠反应的一种有效办法。

2. 减少"致畸幻想"

由于妊娠反应和体质的变化，孕妈妈在兴奋之余，也许会感到心情焦躁，会有一些担心，不知宝宝是否健康。一部分抑郁或敏感气质的女性，越临近生产的时候越可能产生"致畸幻想"，担心孩子生下来兔唇、斜颈或长 6 根手指等，而这种担心在一个人独处时会明显加重。忙碌会冲淡这种担忧，在职场你会比较容易控制自己的情绪，尤其是当所有同事都表扬你"气色很棒""一定能生个漂亮聪明的宝宝"时，致畸幻想会在不知不觉中消失。

3. 利于保持良好心态

孕期坚持工作能使怀孕女性保留原来的社交圈，同时她也会发现，不论是原先争强好胜的同事，还是比较难缠的客户，这一阶段，都很少对一位"大肚婆"吹毛求疵。众人态度的友善，将对孕妈妈保持乐观情绪十分有益。

4. 促进胃肠蠕动，减少便秘发生

孕妈妈因为生理原因，胃肠蠕动减弱，如果没有外出工作的动力，人会变懒，而"懒惰不思动"，活动减少，则更易出现消化功能降低，将导致体重剧增和便秘发生，同样也不利于胎儿发育和分娩。

5. 利于分娩，易于产后恢复

孕期坚持上班，有利于拓展女性的骨盆、增强腹部与腿部的韧劲，易于保持体重和体形。职场生活的艰辛使职场孕妈妈可以更加坦然地面对分娩时肉体上的疼痛与心理上的巨大压力，利于分娩，而且经常活动的孕妈妈产后恢复也相对较快。

三、进行唐氏筛查的各种事宜

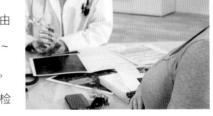

先天愚型又称"唐氏综合征"，俗称痴呆。先天愚型的病因是21号染色体由正常的2条变成3条。人群中每650～750例新生儿中，就有一例这样的孩子。

唐氏筛查指代唐氏综合征产前筛选检查，目的是通过化验孕妇的血液，检测母体血清中甲型胎儿蛋白、绒毛促性腺激素和游离雌三醇的浓度，并结合孕妇的年龄、体重、是否吸烟、是否患有疾病等临床信息，综合计算出胎儿先天缺陷的风险，一般准确率达80%左右。

胎儿发生唐氏综合征等先天畸形的概率与母亲的年龄相关，因此大龄孕妇尤其需要进行唐氏筛查。据统计，大于35岁的高龄产妇唐氏综合征的发生率较高。

唐氏综合征的检测 医学临床统计显示，唐氏综合征患儿并不仅仅发生在高龄孕妈妈中，所以规定对所有孕妈妈都要进行先天愚型血清学筛查。在孕14～17周取母血检测甲胎蛋白（AFP）、非结合型雌三醇（FE3）和人绒毛膜促性腺激素（HCG），就可推算出怀有唐氏综合征患儿的风险率。在妊娠10～14周时用超声测量胎儿颈部的软组织厚度，也可筛查出21–三体综合征胎儿患儿。

四、第一次感受宝宝的胎动

来看看大家是如何描述第一次胎动的感觉吧，也好让自己有心理准备，等胎动真正来临的时候，你能够及时"捕捉"到它！

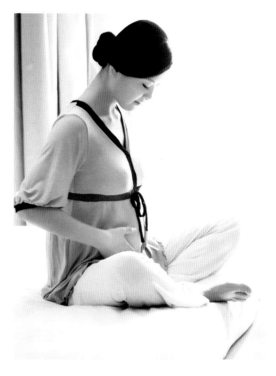

尽管胎动很早就有了，但并不是一开始你就能感觉到的。如果是生育第一胎的话，你会在妊娠 16 ～ 20 周时开始感觉到胎动。

胎动是什么感觉呢？我们把它形象化为"蠕动"或是"飘动"。也有的妈妈形容胎动为"咕噜、咕噜"就像小鱼在吐泡泡，真是很形象而又让人很幸福的感觉。每个人的感受都不太一样，很难总结出一个统一的规律。胎动有整个躯干运动的全身性胎动，也有伸伸胳膊扭扭身的肢体运动，这两种动作持续时间稍长一点，比较容易感觉。而踢腿这样的下肢运动和胸壁运动，动作持续时间很短，动作也弱，你很难感觉到。

刚进入第 4 个月时，大多数孕妈妈还感觉不出胎动，当能感觉到胎动后，在抚摩时，应注意胎宝宝的反应，如果胎宝宝对抚摩刺激不高兴，就会出现躁动或用力蹬踢，孕妈妈应立即停止抚摩。如胎宝宝出现轻轻地蠕动，则表示胎宝宝感到很舒服。抚摩胎教每次 5 ～ 10 分钟。

此外，每个孕妈妈的身体情况不同，所以对胎动的感知也会不同，有人能很早就明显地感觉到胎动，而有些则不容易分辨。所以，如果你暂时还没有感觉到胎动的话，也不要惊慌。如果你超过 20 周还没有感觉到胎动的话，可以到医院去咨询医生。

五、又爱又恨的妊娠纹

不知从何时开始，孕妈妈发现自己的肚皮中间出现了一条小小的细纹。到本月，这条细纹似乎突然增粗增黑，看上去丑陋无比。这就是孕期美丽杀手——妊娠纹。

1. 症状及原因

怀孕时，肾上腺分泌的类皮质醇（一种激素）数量会增加，使皮肤的表皮细胞和成纤维细胞活性降低，以致真皮中细细小小的纤维出现断裂，从而产生妊娠纹。孕中晚期，胎儿生长速度加快或孕妈妈体重短时间内增加太快，肚皮来不及撑开，都会造成皮肤真皮内的纤维断裂，从而产生妊娠纹。妊娠纹的常见部位在肚皮下、胯下、大腿、臀部，皮肤表面出现看起来皱皱的细长形痕迹，这些痕迹最初为红色，微微凸起，慢慢颜色会由红色转为紫色，产后再转为银白色，形成凹陷的疤痕。妊娠纹一旦产生，将会终生存在。避免体重突然增加、适当的运动与按摩，是避免妊娠纹产生的最有效的方法。

2. 生活调理

按时作息，帮助身体建立规律的新陈代谢，有助于增加皮肤弹性。从怀孕初期到产后 3 个月，每天早晚取适量抗妊娠纹乳液涂于腹部、髋部、大腿根部和乳房部位，并用手顺时针打圈轻轻按摩以帮助吸收，这样可减少妊娠纹的产生。即使产前没有妊娠纹的孕妈妈也同样不能省去这个步骤，因为有些细微的妊娠纹在产后反而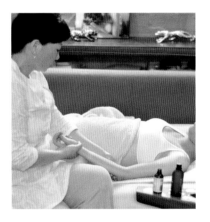会跑出来。使用孕妈妈专用的托腹带，既可以减轻腹部的负担，又能预防妊娠纹的产生。洗澡时不要用太烫的水，因为水温过高会破坏皮肤的弹性。

3. 饮食调理

均衡摄取营养，保持正常的体重增加速度，少吃油炸、高糖的食品，多吃膳食纤维丰富的蔬菜、水果和富含维生素 C 的食物。每天早晚喝 2 杯脱脂牛奶，以此增加细胞膜的通透性和皮肤的新陈代谢功能。多吃胶原蛋白丰富的食物，比如猪蹄、猪皮、蹄筋之类，可以增加皮肤弹性。多吃富含维生素 E 的食物，如包菜、葵花子油、菜籽油等，对皮肤有抗衰老的作用。

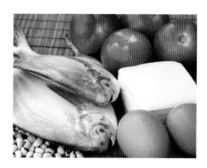

多吃富含维生素 A 的食物，如动物肝脏、鱼肝油、牛奶、奶油、禽蛋及橙红色的蔬菜和水果，可以避免皮肤干燥。多吃富含维生素 B_2 的食物，如动物肝肾、动物心、蛋、奶等，可以预防皮肤开裂和色素沉着。

六、孕期最佳的运动方式

鉴于孕妈妈的生理特点，散步是增强孕妈妈和胎儿健康的有效方法。孕妈妈散步可使腿肌、腹壁肌、心肌加强活动。散步时由于血管的容量扩大，血液循环加快，对身体细胞的营养，特别是对心肌的营养有良好的作用。同时，在散步中，肺的通气量增加，呼吸变得深沉，能增强神经系统和心肺的功能，促进新陈代谢。

1. 孕妈妈散步时应注意以下问题

散步的地点

花草茂盛、绿树成荫的公园是理想的场所。这些地方空气清新，氧气浓度高，尘土和噪声少。孕妈妈置身于这样宜人的环境中散步，无疑会身心愉悦。也可以选择一些清洁僻静的街道作为散步地点。要避开空气污浊的地方，如闹市区、集市及交通要道等，因为在这种地方散步，不仅起不到应有的作用，反而对孕妈妈和胎儿的健康有害。

散步的时间

可根据工作和生活情况安排散步时间，最好是在清晨或傍晚。散步时最好请丈夫陪同，这样也可以增加夫妻间的交流。

七、孕妈妈不宜穿高跟鞋

女性怀孕后，腹部一天一天隆起，体重增加，身体的重心前移，站立或行走时腰背部肌肉和双脚的负担加重，如果再穿高跟鞋，就会使身体站立不稳，容易摔倒。

另外，因孕妈妈的下肢静脉回流常常受到一定影响，站立过久或行走较远时，双脚常有不同程度的水肿，此时穿高跟鞋

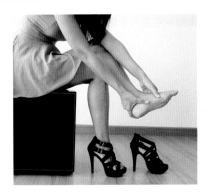

不利于下肢血液循环。所以，孕妈妈不宜再穿高跟鞋，最好穿软底布鞋或旅游鞋，以舒适为准则。

八、上班孕妈妈讲究多

上班虽有不少好处，但对于怀有身孕的孕妈妈来说，还是不同于普通上班族，在各方面要多注意。

1. 准备塑料袋

大约有 75% 的孕妈妈在孕早期会有恶心、呕吐等不适的反应，所以建议在办公桌和口袋里放几个塑料袋，以备呕吐时急用。空腹易加重妊娠反应，上班时带些小食品，在不影响工作的情况下，随时吃一点。

2. 适当地休息

工作一段时间后要适当地做做伸展运动，坐久之后走一走，站久之后抬抬腿，这样可以减轻腿和脚踝部的肿胀感，减少下肢水肿。

3. 穿舒适的鞋和宽松的衣服

无论自己身材变成什么样子，衣服都要比身材大一号，这样才能给自己的身体和胎宝宝一个自由的空间。您还可以试试专为孕妈妈准备的贴身内衣和特制袜子，那样有利于减轻静脉曲张和肿胀感。

4. 注意防辐射

如何减少电磁波对孕妈妈的危害？一是穿防辐射防护服；二是在使用电脑时最好与电脑保持一臂之隔，尽量不要站在电磁波辐射严重的主机侧面或后方。另外，曾有报道表明笔记本电脑的辐射比台式机要小得多。严格孕期检查。定期到医院进行孕期检查是保证母婴健康的前提。

5. 要注意补充水分，多喝水

如果你小便次数增加，不要不好意思，孕期随时排净小便很重要，否则不利于健康。本周腹部已经显现出来了，注意避免碰撞使腹部受压。

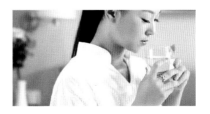

九、给胎宝宝听音乐有讲究

合适的音乐胎教的意义是双重的，一方面可以让孕妈妈心情愉悦，改善情绪状态，另一方面给胎宝宝以良好的刺激，促进胎宝宝健康发育。因此，胎教音乐应该尽可能地贯穿整个孕程。孕妈妈可这样进行音乐胎教。

1. 选对音乐

不同的音乐能激发人们不同的情绪，节奏鲜明的音乐能使人精神振奋，受到鼓舞；音调低沉、悲伤的音乐能使人满腔愁绪。孕妈妈听的音乐，应以优美、宁静为宜，可使孕妈妈感到轻松愉快，情绪稳定。相比有复杂歌词的歌曲来说，胎宝宝更喜欢单纯、优美的旋律，因此，选胎教音乐时，孕妈妈和准爸爸尽量多选一些简单乐曲。从总体来讲，优美抒情的中国传统乐曲、民族乐曲、西方古典乐曲、摇篮曲、圆舞曲等对母子身心健康都是有益的。

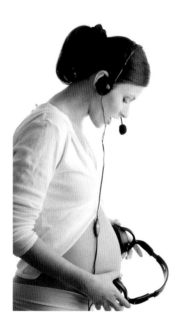

2. 分贝、时间有讲究

孕妈妈听音乐，应该根据胎宝宝的生活规律来选择时间，在胎动明显时效果最好。有目的地给胎宝宝听音乐的时间不宜过长，一般 5 ~ 15 分钟就够了。欣赏音乐前，孕妈妈应放松肌肉，保持心情舒畅，并告诉宝宝："宝宝，我们要听音乐了。" 听音乐时，不宜戴耳机，音量最好以孕妈妈感觉舒适为宜，一般在45 ~ 55 分贝。欣赏音乐时，应随乐曲产生美好的联想，对宝宝加以深切的期望和倾注全部的爱。

3.选择时要注意音乐质量和录制质量

录制杂音大，放音效果失真，均会降低音乐胎教的效果，甚至成为影响胎宝宝神经系统发育的噪声。摇滚乐会使孕妈妈精神、内分泌受到强烈的刺激，从而体内会过多地分泌肾上腺素、去甲肾上腺素和皮质激素，从而干扰破坏心血管系统的正常调节功能和人体正常的新陈代谢功能，进而造成胎盘供血不足，引起胎宝宝发育不良。

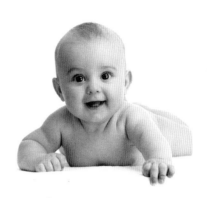

4.胎宝宝喜欢听妈妈唱歌

胎宝宝最喜欢的还是妈妈的声音，孕妈妈可以随着胎教音乐哼唱，也可以自己给宝宝唱，如摇篮曲等，或教胎宝宝唱简单的乐谱，每唱完一个音符稍加停顿，使胎宝宝有"复唱"的时间。

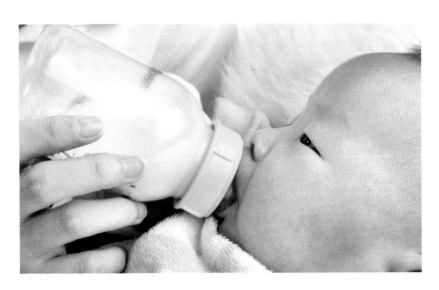

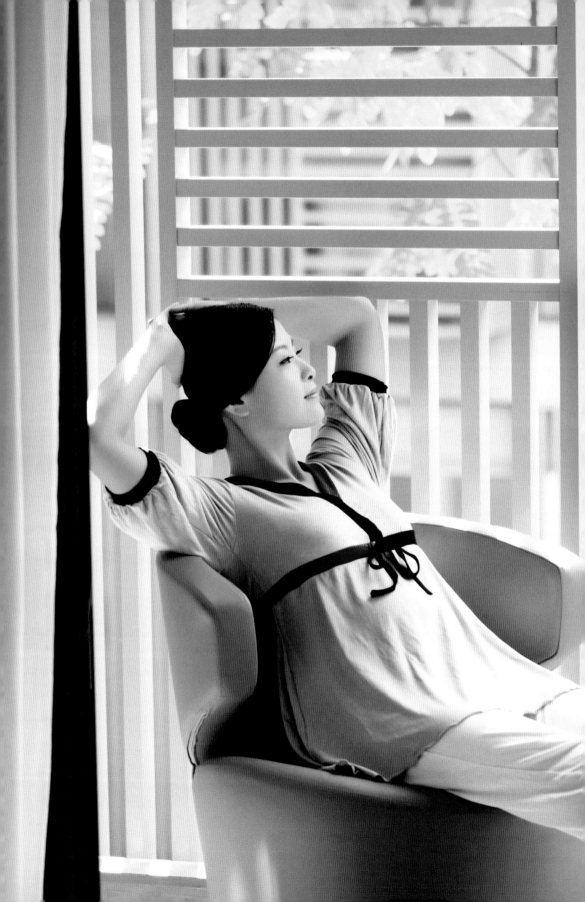

Chapter 8　怀孕必修课：
怀孕第5个月
（17～20周）

　　胎动越来越明显了，腹中的小宝贝用最直接的方式告诉孕妈妈他的存在，他在孕妈妈的腹中蹬腿、伸懒腰、打哈欠，甚至翻跟头。小宝贝已经开始显露出他调皮的天性。与此同时，他也在迅速地成长，孕妈妈的腹部也日渐"显山露水"。所以，从本月起，孕妈妈除了继续补充必要的营养外，也要注意适当控制体重了。

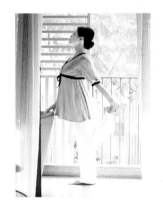

一、宝宝的生长发育变化

这个星期他已有一个梨子那么大，循环系统、尿道等也开始工作。他的肺正在发育得更强壮，以利于将来适应子宫外的空气。从 16 ～ 19 周，胎宝宝的听力形成，此时的他就像一个小小的"窃听者"，能听得到妈妈的心跳声、血流声、肠鸣声和说话的声音。

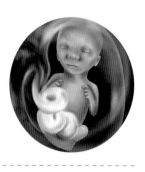

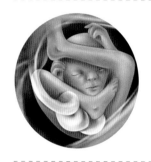

渐渐地，胎宝宝开始频繁地胎动了，他原来偏向两侧的眼睛开始向前集中。面部发育得更像人的样子，开始有最早的面部表情，还能皱眉、斜眼、做鬼脸。他的皮肤是半透明的，可清楚地看见皮下血管，也能够看见全身开始长硬的骨骼。

在孕中期做 B 超时，你可以看到胎宝宝在踢腿、屈身、伸腰、滚动以及吸吮他的拇指。而且，现在可以清晰地分辨胎宝宝的性别了。

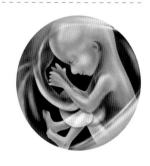

二、孕妈妈要每天做乳房按摩

孕妈妈的乳房仍在不断地增大，乳晕的色泽也变黑了，还长出很多小疙瘩。有的孕妈妈的乳房开始分泌出稀薄的黄色液体，这时就应该开始做乳房护理了，这是确保母乳喂养成功的第一步。

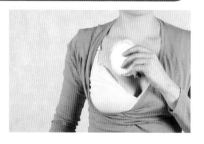

1. 要穿合适的文胸

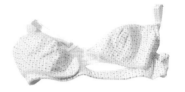

孕妈妈选择文胸时，一定要以宽松适度为原则，不宜穿过紧的文胸，否则会影响乳腺发育。洗浴后涂抹乳液。洗完澡后，可以在乳头上均匀地涂一层乳房专用乳液，能有效避免乳头破裂。

2. 睡眠时最好取侧卧位或仰卧位

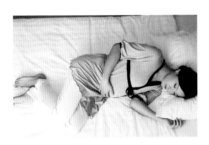

俯卧位容易使乳房受到挤压，使血液循环不通畅，不能保证乳腺发育的激素运送顺畅，从而会影响乳腺发育。禁止使用丰乳霜和减肥霜。乳房较小的孕妈妈，孕期切不可使用丰乳霜；乳房较大的孕妈妈，也绝不可以使用减肥霜，否则会影响乳腺的正常发育。

3. 矫正乳头

有的孕妈妈乳头较短或凹陷，这时就要矫正乳头了。但是，在矫正的过程中动作一定要轻柔，不要过度，以防刺激过大引发子宫收缩，从而引起早产甚至是流产。

4. 用乳头矫正器

将乳头矫正器的玻璃罩去掉，捏紧橡皮球挤尽球内的空气。然后用开口处吸住乳晕，利用负压作用吸引内陷的乳头，10分钟后把橡皮球取下。

坚持做一段时间，内陷的乳头就会凸出来。用手指牵拉。孕妈妈一只手托起乳房，使乳房耸起，另一只手的示指、中指和拇指拉住乳晕部，从深部向外牵拉乳头，并轻轻在纵横方向上牵引，每次几分钟即可。这种矫正内陷乳头的方法在每天入睡前、起床后及洗浴时都可以进行。

三、可以自我检测胎动了

1. 胎动规律

孕 16 ～ 20 周，大多数孕妈妈可感到胎动，夜间尤为明显，孕 28~34 周为胎动量频繁的时期，接近足月时略微减少。胎动一般每小时 3 次以上，12 小时内胎为 30 ～ 40 次。正常情况下，一昼夜胎动强弱及次数有一定的变化。一天之中，早晨的胎动次数较少，下午 6 点以后增多，晚上 8 ～ 11 点胎动最为活跃。这说明胎儿有自己的睡眠规律，称为"胎儿生物钟"。

胎动的强弱和次数，个体间的差异很大，有的 12 小时多达 100 次以上，有的只有 30 ～ 40 次。巨大的声响、强光刺激或触压孕妈妈腹壁，均可刺激胎儿活动。

计数胎动的意义：胎动的次数、快慢、强弱等可以提示胎儿的安危。胎动正常表示胎盘功能良好，输送给胎儿的氧气充足，小生命在妈妈的子宫里愉快健康地生长着。如果 12 小时内胎动少于 20 次，或 1 小时内胎动少于 3 次，往往就表示胎儿缺氧，孕妈妈不可掉以轻心，应立即就医。

2. 如何计数胎动

从妊娠 28 周开始至临产，孕妈妈每天上午 8 ～ 9 点，下午 13 ～ 14 点，晚上 18~19 点，各计数胎动 1 次，每次计数 1 个小时，3 次计数相加乘以 4，就是 12 小时的胎动数。

如果每日计数 3 次有困难，可于每日临睡前 1 小时计数 1 次。每天的检测时间也应该是固定的。然后将每日的数字记录下来，画成曲线。计数胎动时，孕妈妈宜取左侧卧位，环境要安静，思想要集中。

3. 测定结果判断

正常胎儿 12 小时内胎动 30 次以上。如果 12 小时内胎动次数少于 10 次，就表示子宫内缺氧。如果在一段时间内感到胎动超过正常次数，动得特别频繁，也是子宫内缺氧的表现，应立即去医院检查。如果孕妈妈自觉胎动显著减少甚至停止，应立即就医，不能等到胎心音消失再去医院。因为胎心音一旦消失，就表示胎儿在宫内已死亡，失去了抢救机会。

四、不能光长大人不长孩子

虽然此时孕妈妈正处于胃口大开的阶段，但饮食上也不能过于放纵，尤其应注意从营养出发，在三餐的"质"上下功夫，保证各种营养素的平衡摄取，而不要因为有胃口就胡吃海喝。在饮食方面，最好按以下的要求来做：

◎少食多餐，避免暴饮暴食，更不必为了孩子采取所谓的饭量"1+1"。

◎每日各种营养素的供给要均衡，保持适当的比例，既不要过多，也不可过少。

◎不能挑食和偏食，食物要多样化，否则容易造成母婴营养不良。

◎增加蔬菜、水果的摄入量，这样可以预防便秘的发生。

◎吃饭时要细嚼慢咽，这样有利于营养物质的吸收，也能有效控制食量。

如果孕妈妈已经过胖，应避免吃易发胖的食物，不过也没有必要每顿饭计算一个馒头多少焦，一碗饭多少热量，只要注意不吃或少吃高热量食物就可以了。例如，要减少含脂肪多的食物，如油炸食品、猪肉、肥肉、黄油糕点等；减少甜食和含淀粉量高的食品，包括糖果、米、面类等。还要减少零食，如花生、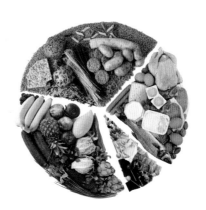瓜子、点心等。这些食物热量虽不高，但易转化为脂肪，最好多吃鱼虾、牛羊肉、禽蛋，还有水果和蔬菜，这些食物对孕妈妈和胎宝宝都是有益的。当然，有些肥胖的孕妈妈并不都是饮食过量的缘故，必要时需到医院进行检查。

五、拍打胎教法训练胎儿运动

如果孕妈妈注意给予宝宝适当的物理刺激，将有助于胎儿的大脑发育。研究结果表明，胎儿发育到第 4 周时，神经系统已开始建立；第 8 ~ 11 孕周时，胎儿对压触觉有了反应。所以在孕 3 月，孕妈妈可以轻轻拍打、抚摸腹部，这种触摸刺激可通过腹壁、子宫壁促进胎儿的感知觉发育。到孕 6 月，孕妈妈可配合音乐轻拍肚子，用双手轻轻推动宝宝。研究表明，轻拍运动是一种很好的胎教。需要注意的是，到了 38 周后不宜进行。

轻拍宝宝的手法要有规律，动作要轻柔，时间不宜过长，每次以 5 ~ 10 分钟为宜。最好在晚上 9 ~ 10 点时开始练习，这时胎儿的活动较为频繁。

如果胎儿出现"拳打脚踢"的反应，表示胎儿不舒服了，应该停止轻拍。运动练习要循序渐进，一开始以每周 3 次为宜，根据具体情况逐渐增加次数。

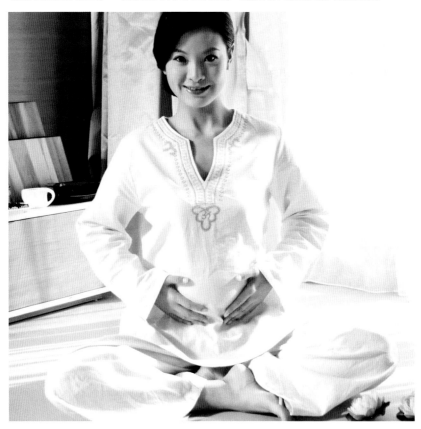

六、B超观察胎儿活动

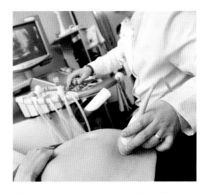

到本周，孕妈妈已经走完了孕育宝宝路程的一半，现在，肚子已经很明显地隆起了。

本周，孕妈妈可以去医院做第二次B超，看看胎宝宝是否一切都正常。想象一下胎宝宝在你的腹中吸吮手指的调皮样，是不是非常有趣呢？

卫生部明确规定，检查胎儿畸形的最佳时期是在怀孕18～24周（孕中期），错过了最佳的B超产前检查时间，会影响胎儿畸形的检出率。我们建议你在怀孕5个月左右进行B超畸形筛查。因为这期间若发现胎儿畸形，对胎儿进行引产，对孕妈妈的身体损害相对来说要小一些，如果超过28周发现胎儿畸形再引产，对母体损害较大。孕20周左右，羊水相对较多，胎儿大小比较适中，此时行B超检查，能清晰地看到胎儿的各个器官，可以对胎儿进行全身检查。

B超检查胎儿是利用超声波原理，将胎儿各部位的密度对比，在屏幕上显现出来，便于医生观察胎儿的形态结构，发现畸形胎儿。在筛查胎儿畸形方面，B超功不可没。B超检查虽然可以显示胎儿的形态结构，但并不能够显示胎儿的每一个部位和结构。比如B超显影明显的部位是骨骼，对于耳朵这样的软组织，却显示得并不一定清楚。

此外，某个部位B超能否查清楚，与检查时胎儿的体位、羊水、母体腹壁脂肪的厚度等因素有关。如果胎儿是趴着的姿势，B超就不能照到胎儿的面部，是否有唇裂就无法判断。如果羊水过少，B超检查没有"透声窗"，胎儿结构显示就不够清楚。

如果母体过于肥胖，腹壁脂肪厚，清晰度就会大打折扣。如果胎儿是侧卧的姿势，靠近母体背侧的肢体由于胎儿身体的遮挡，往往不能完整地显示出来。所以说，B超检查胎儿畸形，不可能达到100%准确。当B超检查怀疑胎儿有异常时，必须有2位以上医生会诊，以尽最大的努力保证检查质量。

七、孕期游泳最安全的时间段

孕中期是你进行游泳锻炼的最佳时间。国外研究发现，经常游泳的女性大多自然分娩。除了游泳，其他水中运动如水中健身操等，对孕期的你也颇有益处。因为水的浮力可以帮助你支撑体重，水的阻力还可以减少逐渐松弛的关节的损伤机会，减轻你的身体负担。同时，水的传导能力比空气良好，这样，你就不必担心在水中运动而导致体温过度升高的问题了。

孕期游泳要注意以下事项：

◎游泳池的水一定要干净合格，以免发生感染，不利于胎儿生长发育。

◎每次运动时间不宜超过半小时。运动量以活动时心跳每分钟不超过 130 次，运动后 10 分钟内能恢复到锻炼前的心率为限。

◎建议每周游泳 1 ~ 2 次，每次 500 米左右即可。

◎孕前不会游泳的孕妈妈，不宜在孕期去学习游泳。

◎有阴道出血或者腹痛等先兆流产者不宜游泳。

◎为了安全起见，建议在咨询自己的妇产科医生后，再确定是否适宜游泳。

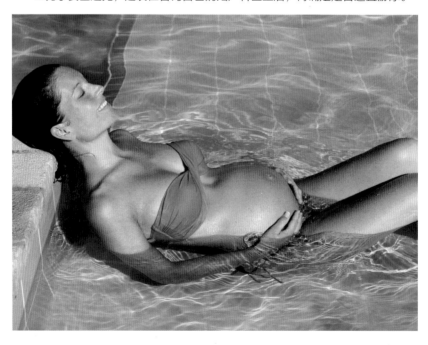

八、孕期变丑怀的就是男孩吗

民间有一种说法，女人怀孕后如果变丑的话，怀的就是男孩；而怀的是女孩则会变漂亮，这是由怀男孩和怀女孩导致孕妈妈体内激素变化差异而引发的。表面看起来这种说法似乎有理有据，并且有不少人都是这样认为的。

但事实上，这种说法是片面的。导致你妊娠期容貌改变的"总导演"确实是体内的激素，但跟怀的是女孩还是男孩无关。孕妈妈需要大量的各类激素来有效地调节母体在妊娠期的代谢过程，这些激素，如雌激素、孕激素、缩宫素、催乳素等的分泌，对妊娠过程的一些重大代谢活动起着决定作用，对处于发育旺盛阶段的子宫组织起着促进作用，负责动用母体的储备以满足胎儿生长发育的需要，并促使乳腺发育等。

然而激素的分泌量增多会导致皮肤表面色素沉着。主要是肾上腺的分泌功能增强，致使皮质素随之增多，于是导致皮肤表面产生妊娠纹和面部生出黑褐色斑块等。不过，孕期出现色素沉着在分娩之后绝大多数会褪去，你大可不必为自己容貌一时"变丑"而烦恼。

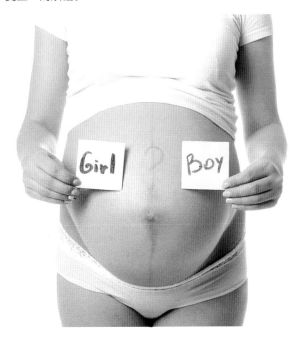

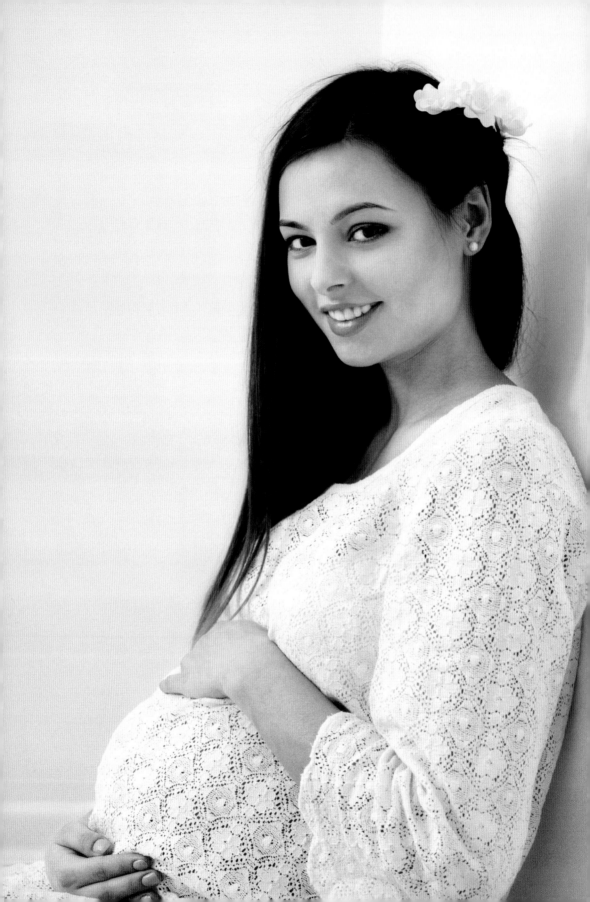

Chapter 9 怀孕必修课:
怀孕6个月
(21～24周)

这个月的胎宝宝越来越活泼了,在妈妈的子宫里,胎宝宝开始吮手指、蹬脚丫、翻跟斗,甚至抓着脐带荡秋千……

这个时期的胎宝宝已经显露出顽皮的天性,身体的各项器官已经基本发育,所以孕妈妈要加强对胎宝宝的胎教,促进胎宝宝身体各项功能的发育。同时,孕妈妈圆滚滚的肚皮显得"孕"味十足。赶紧去照相馆留个影吧,以后好给宝宝看:当时你还在妈妈肚子里呢!

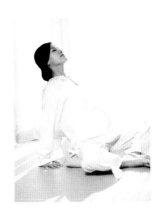

这个小家伙现在看上去变得滑溜溜的，他的身上覆盖了一层白色的、滑腻的物质，这就是胎脂。它可以保护胎宝宝的皮肤，以免在羊水的长期浸泡下受到损害。不少宝宝在出生时身上还残留着少许白色的胎脂。

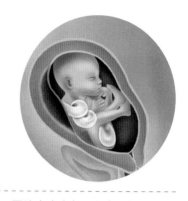

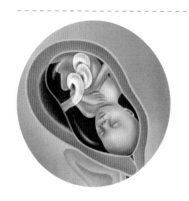

这一周胎宝宝身长已经长到 19 厘米左右，体重大约有 350 克。小家伙的皮肤是红红的，为了方便皮下脂肪的生长，上面皱皱的。胎宝宝眉毛和眼睑已充分发育，小手指上也已长出了娇嫩的指甲。皮肤红红的，而且皱巴巴的，样子像个小老头儿。皮肤的褶皱是为了给皮下脂肪的生长留有余地。

嘴唇、眉毛和眼睫毛已清晰可见，视网膜也已形成，具备了微弱的视觉。胰腺及激素的分泌正处于稳定的发育过程中。牙龈下面乳牙的牙胚也开始发育了。

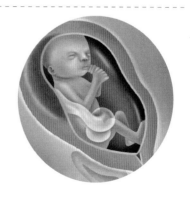

二、学会测量宫底高

所谓宫底高是指从下腹耻骨联合处至子宫底间的长度。一般情况下，医生可通过产前检查了解胎儿发育情况，判断胎儿大小。从孕 20 周开始直到孕 36 周，每过 1 周你的宫底高都会相应增加。如果其间持续 2 周宫底高都没有变化，或者说增加过快、过慢，都要及时去医院就诊。

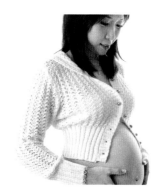

进入 36 周以后，由于胎头下降入盆，宫底高的增速会变慢，甚至出现变小。这是正常的现象。从本周开始，就可以让准爸爸给你测量宫底高了。方便的话，可以每周都测量，把测量数据记录下来，画成曲线，看看宫底高的增加是否在正常范围之内，测量方法如下：

① 排尿后平卧于床上。

② 准爸爸用软尺测量耻骨联合上缘中点至宫底的距离。你也可以参考下表中的数据，自己估算宫底高。

子宫高度与孕周关系

孕周	手测宫底高度	尺测宫底高度（厘米）
12 周末	耻骨联合 2 ~ 3 横指	
16 周末	脐耻之间	
20 周末	脐下一横指	18(15.3 ~ 21.4)
24 周末	脐上一横指	24(22.0 ~ 25.1)
28 周末	脐上 3 横指	26(22.4 ~ 29.0)
32 周末	脐与剑突之间	29(25.3 ~ 32.0)
36 周末	剑突下 2 横指	32(29.8 ~ 34.5)
40 周末	脐与剑突之间或略高	33(30.0 ~ 35.3)

三、了解、预防宫缩

宫缩是孕期一种常见的现象，常常在孕妈妈劳累或情绪不稳定的情况下出现。那么，究竟是什么原因造成宫缩，又该怎样预防宫缩呢？

胎宝宝活动幅度较大时会引起孕妈妈产生宫缩现象，这种宫缩一般强度不大。孕妈妈在过度劳累、受到惊吓、服用某些药物后，或者不良的生活习惯也会引起宫缩。如果孕妈妈有腹泻、腹膜炎、阑尾炎等疾病时，也容易引起宫缩。

预防宫缩的出现

预防宫缩，应从日常生活着手，孕妈妈要注意以下几点。

不走太多的路，不搬重物

这个时期，胎宝宝的体重对母体而言已经是很大的负担，如果再走太多的路或搬重物，很容易使孕妈妈感到疲劳，另外还会导致腹部用力，从而引起宫缩。

注意休息

疲倦时就躺下休息，保持安静。保证充足的休息，对母体和胎宝宝都大有益处。

不要积存压力

精神疲劳会引发各种问题，压力积攒也可能使腹部变硬，最好能做到身心放松。

防止着凉

经常使用空调会使下肢和腰部过于寒冷，也容易引起宫缩。孕妈妈使用空调时，要穿上袜子，盖上毯子，防止着凉。

一般性宫缩

出现一般性宫缩时，孕妈妈要稍微弯一下腰或休息一下，休息后宫缩就会得到缓解，如仍没有缓解，一定要到医院就医。

四、有目的地训练宝宝的听力

胚胎学研究证明，胚胎从第 8 周开始神经系统初步形成，听神经开始发育。当胎儿发育进入 5 ~ 7 个月时听力完全形成，能分辨出各种声音，并在母体内做出相应的反应。（胎儿辨别不同的声响时，表现出对自己母亲的声音特别敏感。）

研究者让孕妈妈在孕 5 月时每天给胎儿朗读一篇故事，直到胎儿出生。当胎儿出生后进行吸吮试验：先准备两篇韵律完全不同的儿童读物，一篇是孕妈妈曾经给胎儿朗读的故事，另一篇是婴儿在母亲体内没听到过的故事。婴儿通过不同的吸吮方法才能听到这两篇不同的儿童读物。结果发生了让人非常惊喜的事情，这些婴儿全部选择了他们出生前听过的故事。

研究还发现，如果胎儿喜欢听某种声音，就会表现得安静，而且胎头会逐渐移向妈妈腹壁；如果听到不喜欢听的声音，胎头会扭开，且用脚踏妈妈腹壁。以上事实说明胎儿在未出生前已经具备了听力。并且，专家发现，如果胎儿在母体内患有先天性耳聋，通过听力训练可以做出初步诊断，以便胎儿一出生就可以采取相应的措施。

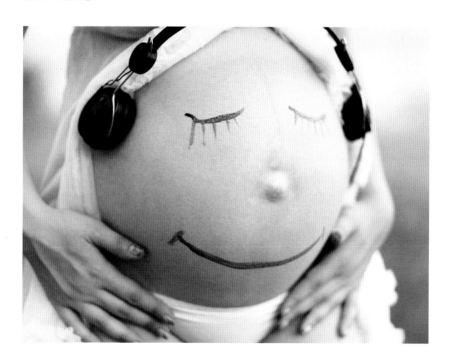

五、适当补充维生素 D

大龄孕妈妈阿枝在近 40 岁才怀上第一胎，所以阿枝特别小心，自打怀孕起就大门不出、二门不迈，产检时却被医生告知缺钙，要适当补充维生素 D。

1. 维生素 D 的作用

维生素 D 是一种脂溶性维生素，可以促进维生素 A 的吸收，预防更年期骨质疏松、钙元素流失，具有抗佝偻病的作用；能促进小肠对钙、磷的吸收，调节钙和磷的正常代谢，维持血液中钙和磷的正常浓度；可以促进人体生长和骨骼钙化，促进牙齿健康；还可以防止氨基酸通过肾脏流失。

2. 缺乏维生素 D 的危害

缺乏维生素 D，孕妈妈可能出现骨质软化。一旦出现骨质软化，骨盆是最先发病的部位，首先出现髋关节疼痛，然后蔓延到脊柱、胸骨、腿及其他部位，严重时会发生脊柱畸形，甚至出现骨盆畸形，影响孕妈妈的自然分娩。孕妈妈缺乏维生素 D 还会导致胎儿骨骼钙化不良，影响牙齿萌出，甚至会导致先天性佝偻病。

3. 孕期每日摄取量

维生素 D 的推荐摄入量为孕初期每日 5 微克，孕中期和孕晚期每日 10 微克，孕期维生素 D 的最高摄入量为每日 20 微克。

4. 可以这样补充维生素 D

鱼肝油是维生素 D 的最佳来源。通常含脂肪高的海鱼、动物肝脏、蛋黄、奶油等维生素 D 含量相对较多。维生素 D 可通过晒太阳和食用富含维生素 D 的食物等途径来补充。也可以通过口服维生素 D 片剂来补充身体所需，但要谨遵医嘱，切勿过量服用，否则会中毒，其症状有食欲下降、呕吐、恶心、腹泻、腹痛等，且会使胎儿的大动脉及牙齿发育出现问题。

六、应对妊娠胀气

上班族妈妈露露刚跟客户吃完饭就不停地打嗝儿（呃逆），露露心想：这回丢脸丢大了。好在客户中有一位有过孕史的妈妈，她告诉露露这是孕期胀气导致的。

1. 症状及原因

吃完东西后不停地打嗝，打嗝厉害时就想吐，不管吃什么都胀气，等稍微舒服了就会感觉到饿，再吃东西又会重复以上过程，这就是孕期胃胀气的表现。孕中期以后，孕妈妈会发觉肚子发胀，这是黄体酮的不良反应，而且怀孕中后期子宫扩大，压迫到肠道，造成里面的食物残留在体内发酵，这也是体内气体增多的原因。

2. 饮食调理

要有效舒缓胀气，必须先从饮食入手。当孕妈妈感到胃部胀气时还进食大量食物，会令胀气情况更加严重。孕妈妈不妨把一天的 3 餐改成一天吃 6 ~ 8 餐，每餐分量减少。注意每一餐不要进食太多种食物，也不宜只吃流质的食物，因为流质食物并不一定好消化。孕妈妈可多吃富含纤维素的食物，如蔬菜、水果等，因为纤维素能促进肠道蠕动。另外，要避免吃易产气的食物，如豆类、油炸食物、马铃薯等；避免饮用苏打类饮料，因为苏打能在胃里产生气泡，加重胀气的感觉，加上其中含钠较多，不适合孕妈妈饮用；咖啡、茶等饮料也要少喝为宜。

3. 生活调理

胀气的孕妈妈可以在饭后 1 小时进行按摩，以帮助肠胃蠕动。孕妈妈坐在有扶手的椅子或沙发中，成 45° 半卧姿势，从右上腹部开始，顺时针方向移动到左上腹部，再往左下腹部按摩，切记不能按摩中间子宫所在的部位。也可以在饭后0.5~1 小时到外面散步 20 ~ 30 分钟，对促进消化有帮助。此外，孕妈妈应穿着宽松、舒适的衣服，不要穿任何会束缚腰和腹部的衣服。

七、要多和宝宝交流

孕妈妈或家人可以用文明礼貌、富有哲理的语言有目的地对腹中胎儿讲话，给胎儿期的大脑皮质输入最初的语言印记，为后天的学习打下基础，称为语言胎教。医学研究表明，父母经常与胎儿对话能促进婴儿出生以后语言方面的良好发展。

1.孕妈妈要给宝宝讲述一天的生活

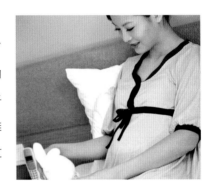

孕妈妈对腹中的宝宝讲述一天的生活，从早晨醒来到晚上睡觉，自己和家人做了什么，都讲给宝宝听。这既是语言胎教的常识内容，又是牢固母子感情、培养孩子对母亲的信赖感以及对外界感受力和思维能力的好方法。在把思考转变为语言的过程中，孕妈妈的思维印象变得更加鲜明，腹中的宝宝就会逐渐地接受这些信息。孕妈妈在早晨起床时，对孩子说的第一句话是："早上 好！我的宝贝，让我们一起度过美好的一天吧！"打开窗户时说："你看，太阳升起来啦！真是个好天气！"告诉宝宝天气状况。孕妈妈在洗漱时，告诉宝宝怎样把脸洗干净，怎样刷牙，怎样梳洗打扮。然后继续告诉宝宝起床后要喝一杯温开水，早晨要去散步，早餐一定要丰盛，给宝宝介绍上班路上看到的高楼、绿树、汽车、行人等。只要孕妈妈细心观察周围的事物，以快乐之心去感受生活的美好，并把这种美好的感受带给宝宝，必然会对宝宝有非常好的作用。

2.准爸爸要多对孩子说话

从孕 5 月开始，准爸爸应坚持对腹中的胎儿讲话，用平静轻松的语调慢慢道来。目的是让宝宝熟悉爸爸的声音，唤起宝宝积极的反应，有益于宝宝智力发育和情绪稳定。

八、胎教时光：多抚摸胎宝宝

　　胎宝宝已经有敏锐的触觉了，孕妈妈和准爸爸可以通过抚摸和拍打帮助胎宝宝做体操运动，每天 1 ~ 2 次，每次 5 ~ 10 分钟。经过抚摸、拍打锻炼的胎宝宝出生后，动作敏捷灵活，如翻身、坐、爬、站、走以及动手能力都比未经过锻炼的小孩发育得早一些，而且体格健壮，手脚灵敏，动作协调。

抚摸胎宝宝

　　孕妈妈倚靠在床上或坐在沙发上，全身放松，用手捧着腹部，从上而下，从左到右，反复轻轻抚摸，然后再用一个手指反复轻压。刚进入第 4 个月时，大多数孕妈妈还感觉不出胎动，当能感觉到胎动后，在抚摸时，应注意胎宝宝的反应，如果胎宝宝对抚摸刺激不高兴，就会出现躁动或用力蹬踢，孕妈妈应立即停止抚摸。如胎宝宝出现轻轻地蠕动，则表示胎宝宝感到很舒服。抚摸胎教每次 5 ~ 10 分钟。

　　在抚摸的基础上，孕妈妈可以用手轻轻推动胎宝宝，胎宝宝很可能会出现踢妈妈腹壁的动作，这时用手轻轻拍打胎宝宝踢的部位，胎宝宝第二次踢腹壁，然后再用手轻轻拍打胎宝宝踢的部位，出现第三次踢腹壁，渐渐形成条件反射，当你用手轻轻拍胎宝宝时，胎宝宝会向你拍的部位踢去。注意轻拍的位置不要距原来的位置太远。需要注意的是，有流产、早产迹象者，不宜进行抚摸、拍打胎教，要根据自己的具体情况进行，千万不能教条处理。

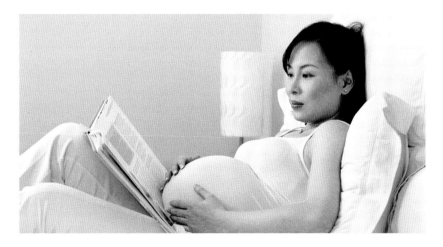

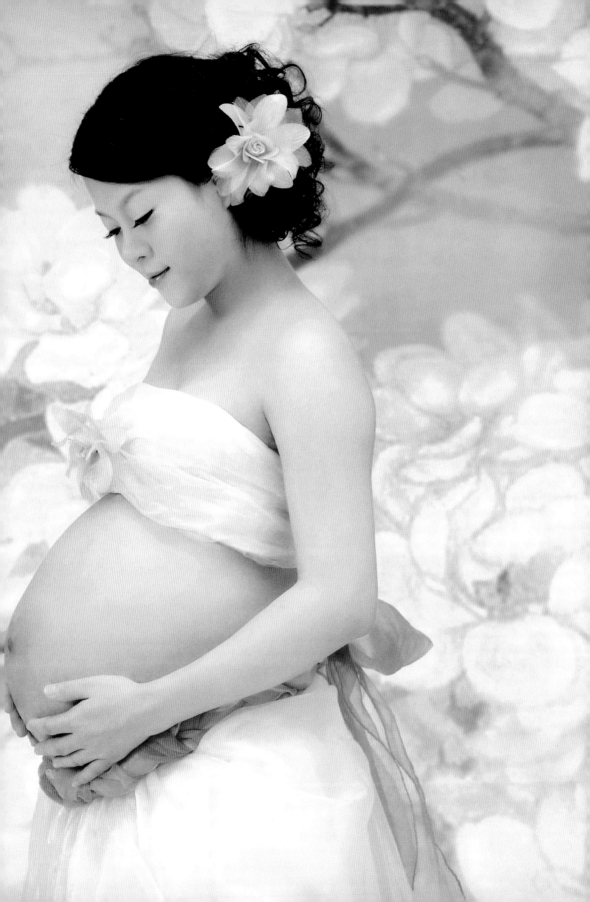

Chapter 10　怀孕必修课：
怀孕 7 个月
（25 ~ 28 周）

到孕 7 月，不少孕妈妈已经是大腹便便，行动不是那么利索了，连晚上翻身也不是那么顺畅了。孕妈妈即使身材超级走样，也别忘记控制体重，对那些高糖的甜食要跟它们说拜拜了。这个时期，是宝宝大脑发育的又一个关键时期，孕妈妈要多吃健脑的食物。

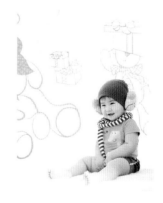

一、宝宝的生长发育变化

此时胎宝宝体重稳定增加，皮肤很薄而且有不少皱纹，几乎没有皮下脂肪，全身覆盖着一层细细的绒毛。其身体在妈妈的子宫中已经占据了相当多的空间，开始充满整个子宫。

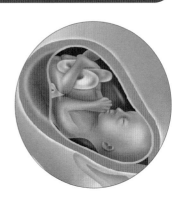

体重在 1000 ～ 1300 克，身长 32 ～ 35 厘米。这时皮下脂肪开始出现，他全身覆盖着一层细细的绒毛。

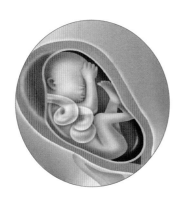

27 周的胎宝宝可以看到胎头上长出了短短的胎发。男孩的睾丸尚未降下来，女孩的小阴唇已开始发育。这时宝宝的听觉神经系统也已发育完全，对外界声音刺激的反应更为明显。气管和肺部还未发育成熟，但是呼吸动作仍在继续。

他的眼睛既能睁开也能闭上，而且已形成了自己的睡眠周期。醒着时，他会自己嬉戏，会踢踢腿、伸懒腰，甚至会把自己的手指放到嘴里去吸吮。大脑活动也非常活跃，大脑皮质层表面开始出现一些特有的沟回，脑组织快速增殖。小鼻子到现在已有了嗅觉。胎宝宝对子宫内的气味能够留下深刻的记忆。

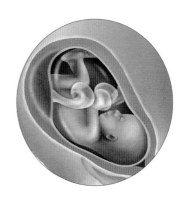

二、预防和应对妊娠期糖尿病

1. 症状及原因

妊娠合并糖尿病是指妊娠期间出现的糖尿病。糖尿病是由于体内参与糖代谢的胰岛素不足所造成的。孕妈妈要承担自身和胎儿两方面的糖代谢，对胰岛素的需求量也增加了。孕中晚期，胎盘分泌的胎盘生乳素、雌激素、孕激素和胎盘胰岛素酶 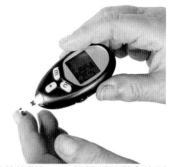 等具有对抗胰岛素分泌的作用，并且随着怀孕月份的增加，孕妈妈对胰岛素的利用反而越来越低，这就导致胰岛素相对不足，产生糖代谢障碍。

因此，妊娠期糖尿病一般都发生在怀孕中晚期。糖尿病会造成糖代谢障碍以及人体广泛的血管病变，使血管壁变厚、变窄，导致人体重要脏器供血不足，从而引发妊娠期高血压以及肾脏病、心血管病变以及卒中等一系列严重后果。不管是在孕前还是孕后患糖尿病，对人体的危害都很大，必须高度重视。

2. 生活调理

在这告诉大家：患妊娠糖尿病孕妈妈的运动应以不引起宫缩、孕妈妈心率正常为原则。孕妈妈应在孕 24 ~ 28 周进行"糖筛"，以便及早发现妊娠糖尿病，及时开始治疗。大多数发现早的孕妈妈通过饮食控制就可以维持血糖在正常水平。为避免并发妊娠糖尿病的风险，如果你有以下情形中的 1 种或 1 种以上，我们建议你在孕 24 ~ 28 周去医院做糖尿病筛查。

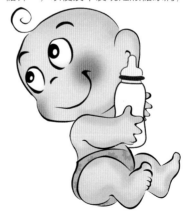

◎有糖尿病家庭史。

◎孕期尿糖多次呈阳性。

◎年龄 >30 岁，体重 >90 千克。

◎复杂性外阴阴道假丝酵母菌病。

◎反复自然流产。

◎本次妊娠胎儿偏大或羊水过多。

如果确诊为妊娠期糖尿病，且需要用胰岛素治疗者，无须恐惧，用于治疗妊娠糖尿病的门冬胰岛素属于大分子蛋白，不能通过胎盘，不会给胎宝宝造成影响。

3. 饮食调理

患妊娠糖尿病的孕妈妈，营养需求与正常孕妈妈相同，主要在于控制饮食。膳食纤维可降低胆固醇量，建议逐渐提升到每天 40 克的摄取量。粗杂粮如莜麦面、荞麦面、燕麦片、玉米面等含有多种微量元素、B 族维生素和膳食纤维，有延缓血糖升高的作用，可用玉米面、豆面、白面按 2:2:1 的比例做成三合面馒头、烙饼、面条长期食用，既有利于降糖降脂，又能减少饥饿感。可以适量食用牛奶、鸡蛋等低嘌呤食品。

4. 少吃豆制品

豆制品吃多了会加重肾脏负担，诱发糖尿病肾病。严格控制糖果、饼干、红薯、马铃薯、粉皮等高糖类食品的摄入。对主食也应有一定控制，劳动量轻时摄入量为每日 200 ~ 250 克。适当减少水果，尤其是高甜度水果的食用。

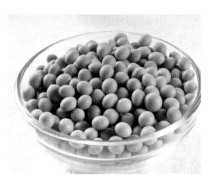
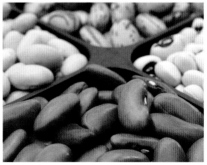

三、应对下肢静脉曲张

从孕 7 月开始，孕妈妈小腿上便出现了弯弯曲曲、凸出肤面的青紫色血管，双腿有沉重感、肿胀感和蚁走感，这种现象在医学上被称为下肢静脉曲张。经常站着工作或生育过多的孕妈妈易出现这种现象。

1. 症状及原因

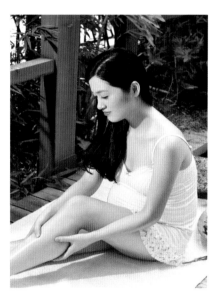

下肢静脉曲张一般发生在妊娠后期，但也有孕妈妈在妊娠中期就出现了这一症状。孕妈妈之所以会出现下肢静脉曲张，是因为随着胎宝宝的长大和羊水量的增加，子宫会压迫腿部静脉和盆腔内的静脉，使静脉血液回流受阻，致使腿部的内侧面、会阴、小腿和足背的静脉弯曲鼓露，形成下肢静脉曲张。此外，怀孕晚期孕妈妈机体内产生的雌激素水平升高，会导致外阴部松弛，出现外阴部下肢静脉曲张。初次怀孕的孕妈妈遇到下肢静脉曲张时不要过于紧张，这种妊娠性下肢静脉曲张会随着妊娠的结束慢慢消失。

2. 饮食调理

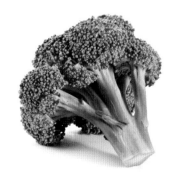

饮食在下肢静脉曲张的治疗中起着很重要的作用。科学合理的饮食，可以为孕妈妈提供充足的营养，有效预防和减轻下肢静脉曲张。

首先，孕妈妈要选择吃低热量的食物。为减少身体脂肪，进入孕中期的孕妈妈可以食用西蓝花、芹菜、菠菜、鲤鱼、牡蛎、脱脂牛奶等低糖、低脂肪的食物，以促进血液循环，保持合适的体重，避免因过多的脂肪增加水肿，加重下肢静脉曲张。如果孕妈妈已经患上了下肢静脉曲张，食用以上食物也可以改善病情。

其次，要注意补充水分，促进新陈代谢。水分是新陈代谢过程中的重要物质，它可以把新陈代谢产生的废物带出人体，保持健康。所以，为了缓解下肢静脉曲张，孕妈妈要多喝水。另外，孕妈妈也可以通过多吃蔬菜和水果补充水分。

3. 生活调理

为了防止和减轻下肢静脉曲张带来的不适，可采取以下措施：

◎注意休息，不要久坐或负重，适当减少站立不动的时间，养成每天步行半小时的习惯。

◎选择合脚的鞋子，不要穿高跟鞋和高筒靴。下班回家如果是木地板，可赤足或穿拖鞋，以改善足部血液循环，并使肌肉得到锻炼。

◎每天午休或晚间睡眠时，足部应抬高 30 厘米左右，可在脚下垫 1 个枕头或坐垫。

◎避免使用可能压迫血管的物品，如不要穿太紧的袜子和靴子，也不要用力按摩腿部。

◎洗澡水的温度要与人体温度相同。不要用太热或太冷的水洗澡，以免引起血管膨胀或收缩。

◎已有下肢静脉曲张的孕妈妈，应避免靠近热源，如暖气片、火炉或壁炉，并应禁止长时间日光浴，因为热气会加重血管扩张。

◎严重的下肢静脉曲张需要卧位休息，用弹性绷带缠缚下肢，以预防曲张的静脉结节破裂出血。

◎一般下肢静脉曲张在分娩后会自然消退。若下肢静脉曲张发展过于严重，产后需要考虑外科手术治疗

四、注意孕妈妈的营养均衡

多吃"粗食"，摄入足量的膳食纤维，有利于通便，可保护心血管，控制血糖和血压，预防妊娠综合征。不少妈妈知道了吃粗粮的好处后，却走向了另外一个极端——只吃粗粮不吃细粮。要知道，粗粮食用过多会影响身体对蛋白质、脂肪、铁等营养物质的吸收。

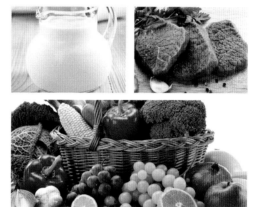

饮食中粗与细应该掌握好一个限度和比例，不是越粗越好，也不能太过精细。孕妈妈的饮食更要遵循"粗细搭配"的原则，每周吃 3 次粗粮为宜，每餐有 1 道高纤维的蔬菜，每天要搭配肉、蛋、鱼、奶等食物，才能做到营养均衡。

实践证明，胎儿出生时的体重与孕妈妈孕前体重以及妊娠期体重增长成正比，因此，可以通过孕妈妈体重增长情况来估计胎儿的大小以及评估孕妈妈的营养摄入是否合适。

一般来讲，如果孕妈妈孕期体重增长过多，就提示孕妈妈肥胖和胎儿生长过速（水肿等异常情况除外）；如果体重增长过少，胎儿则可能发育不良。胎儿体重超过 4 千克（巨大儿）时，分娩困难以及产妇产后患病的概率就会增加。如果胎儿体重过低，其各脏器的功能和智力都可能受到影响。事实证明，胎儿出生时的适宜体重为 3 ~ 3.5 千克，孕妈妈整个孕期体重增长平均为 12.5 千克为宜（孕前体重过低者可增加 15 千克，孕前超重者应增加 10 千克）。

孕妈妈肥胖可导致分娩巨大胎儿，并造成妊娠糖尿病、妊娠期高血压、剖宫产、产后出血情况增多。因此妊娠期一定要合理膳食，平衡营养，不可暴饮暴食，注意防止肥胖。已经肥胖的孕妈妈，不能通过药物来减肥，可在医生的指导下，通过调节饮食来控制体重。肥胖的孕妈妈要注意规律饮食，按时进餐。不要选择饼干、糖果、瓜子仁、油炸马铃薯片等热量高的食物作零食。睡前不宜吃食物。

五、孕晚期应做的检查

孕 7 ~ 10 月为妊娠晚期，这期间孕 32 周后每 2 周做一次产前检查，孕 36 周后每周做一次产前检查。

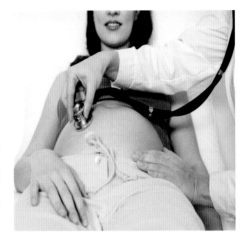

一般检查： 通过一般检查，了解孕妈妈的妊娠时间，有无不适症状、慢性疾病、遗传病、早产、流产、宫外孕、胎盘早剥、前置胎盘史等，测血压、数脉搏、听心肺等，检查有无贫血，检查下肢有无水肿。通过心电图检查孕妈妈的心脏功能。

实验室检查： 实验室检查包括血常规、尿常规、大便常规、肝肾功能、查尿中 E 值或 E/c 比值、血 HPL 测定、乙肝五项、抗 HCV 检测、有关凝血功能检查等。对有遗传病家族史或有分娩死胎、畸胎史者，应行绒毛先导培养或抽羊水做染色体核型分析，降低先天缺陷及遗传病儿的出生率。

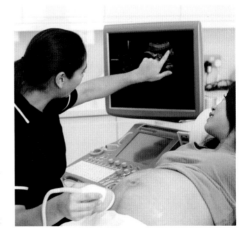

超声波检查： 超声波检查可助了解胎位，了解胎儿发育是否正常，必要时了解胎儿的性别。前置胎盘也需用超声波诊断。

产科检查： 腹部检查包括测量腹围和宫高、检查胎位和胎心、了解胎头是否入骨盆、估计胎儿大小等。通过骨盆测量了解骨盆的大小，以便准确估计能否自然分娩，是否需要剖宫产，以便医生和孕妈妈都能心中有数。借助阴道检查了解产道有无异常。通过肛门检查，了解骨盆有无异常，包括坐骨棘、尾骨等。

六、预防和应对妊娠高血压

在妊娠晚期如果不注意调理的话，一些原本没有原发性高血压病史的肥胖孕妈妈，也可能会患上妊娠期高血压综合征。

1. 症状及原因

妊娠期高血压综合征是指妊娠 20 周后孕妈妈收缩压高于 140mmHg，或舒张压高于 90mmHg，或妊娠后期比早期收缩压升高 30mmHg，或舒张压升高 15mmHg，并伴有水肿、蛋白尿的疾病。

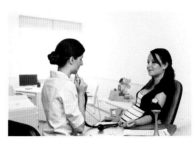

妊娠期高血压病的主要病变是全身性小血管痉挛，可导致全身所有脏器包括胎盘灌流减少，出现功能障碍，严重者会使胎儿生长迟滞或胎死腹中。

2. 生活调理

保持心情舒畅，精神放松，卧床休息时尽量采取左侧卧位。正常情况下，孕妈妈在孕晚期都会有足部水肿，但妊娠高血压症导致的水肿通常会出现在怀孕第 6 ～ 8 个月，且会发展到眼睑部位。如果发现体重每周增加多于 0.5 千克，同时伴有水肿的情况，就要尽快去医院检查。实行产前检查是筛选妊娠高血压症的主要途径。妊娠早期应测量 1 次血压，作为孕期的基础血压，以后再定期检查。尤其是在妊娠 36 周以后，孕妈妈应每周观察血压及体重的变化、有无蛋白尿及头晕等症状，做好自觉防控工作。

3. 饮食调理

热量摄入要控制 特别是孕前体重就过重的肥胖孕妈妈，应少食用或不食用糖果、点心、饮料、油炸食品以及含脂肪高的食品。

多吃蔬菜和水果 孕妈妈每天要保证摄入蔬菜和水果 500 克以上，有助于防止原发性高血压的发生。

减少食盐的摄入 食盐中的钠会潴留水分、加重水肿、收缩血管、提升原发性高血压的作用。轻度原发性高血压时，可不必过分限制食盐摄入，只要不吃过咸的食物就可以了。每天摄入的盐量以不超过 10 克为宜。

中度、重度原发性高血压时，要限制食盐的摄入，每天摄入量分别不超过 7 克和 3 克。另外，发酵粉、鸡精中也含钠，要注意限量食用，具体的情况最好去专科医院就诊，按照医生的医嘱执行摄入足够的优质蛋白质和必需脂肪酸。

妊娠中后期是胎儿发育的旺盛时期，需要足够的蛋白质。同时，由于蛋白尿的发生，会从尿液中损失一部分蛋白质，所以除了并发严重肾炎者外，一般不必限制蛋白质的摄入。而必需脂肪酸的缺乏，往往会加重病情，所以宜多吃植物油增加必需脂肪酸。禽类、鱼类蛋白质中含有丰富的脂肪酸和牛磺酸，这两种成分可调节血压的高低。大豆中的蛋白质也能降低胆固醇，从而保护心脏和血管。

七、可以开始考虑计划产假了

到孕 7 月，不少孕妈妈已经感觉行动困难，上下班不像以前那么顺畅了，因此开始规划着休产假。2016 年最新产假的规定为：女职工单胎顺产者，给予产假 98 天，增加奖励假 30 天，其中产前休息 15 天；难产者，增加产假 15 天；多胞胎生育者，每多生育一个婴儿，增加产假 15 天。晚育者产假：《中华人民共和国人口与计划生育法》第二十五条："公民晚婚晚育，可以获得延长婚假、生育假的奖励或者其他福利待遇。"各地规定不一，具体参照所在省份的《人口与计划生育管理条例》。孕妈妈可以根据自身的具体情况来规划自己的产假，请产假要把握 6 大重点。

家庭经济方面 如果是双薪家庭，突然失去部分收入，又增加了宝宝的开销，能负担得起吗？有没有买房、买车的贷款压力？

情绪管理方面 你身兼二职,既要照顾家又要在职场上打拼,本已身心俱疲,但宝宝是天使般的魔鬼,当他闹情绪时,你是否有足够的 EQ 与 IQ 来面对?

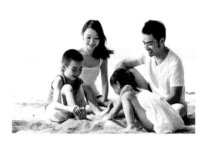

家庭支持方面 你的爱人、父母、公婆对你请产假的态度如何?职场竞争方面: 产假越久,对工作越会感到生疏,回到职场出现的落差越明显,你是否有能力弥补这一落差?如果不能,你又有什么解决方案?

公司运营方面 公司运营状态如何,对员工的各种福利待遇会有所不同,所以这也是考虑请产假时需谨慎拿捏的一个重点。

亲子关系 除了你自己之外,有无合适的人选照顾宝宝?交给保姆放心吗?为了工作,肯定要失去许多与宝贝相处的快乐时光,你能舍得吗?

八、妊娠期怪梦是怎么回事

孕妈妈总是有着这样或那样的担心,如胎儿能否健全、会不会发育异常或畸形、营养是不是够了等等,这些问题可能都会给你带来困扰。又或者在怀孕过程中,因感冒等疾病,服用过药物以后,疑虑药物是否对胎儿有影响。

所谓日有所思,夜有所梦。种种的心理压力和思想负担,都成了梦的潜在诱因。你甚至还可能做一些非常惊险的噩梦,导致睡眠质量下降。长久的睡眠不足以及心理压力过大,自然会对胎儿的健康发育产生不利影响。要对付这些由心而生的噩梦,你最需要做的就是解决心中的疑虑。对孕期担忧的问题都要说出来,不能解决的应该去医院做咨询,尽量放松自己的心态,如果并非以上原因引起的经常性噩梦,孕妈妈就要警惕心、脑血管疾病发生的可能性,我们建议早到医院检查、治疗,以保证安全度过孕期。

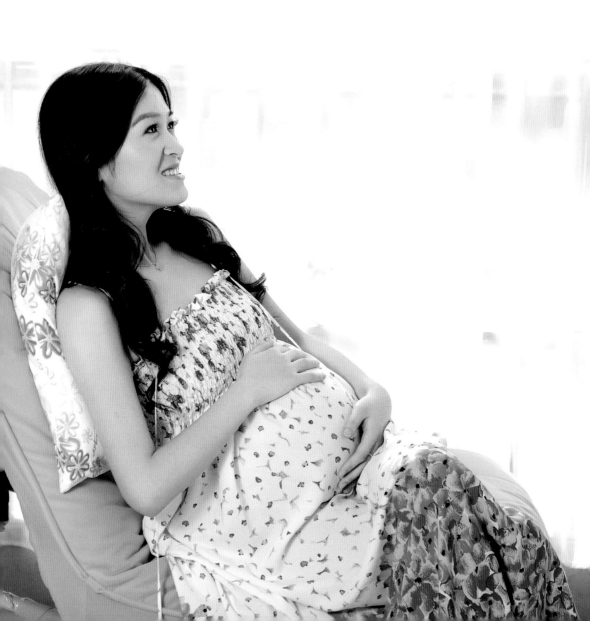

Chapter 11　怀孕必修课：
怀孕 8 个月
（29 ~ 32 周）

孕 8 月的孕妈妈，会发现腹部如吹气球一样，一天比一天"膨胀"，有些妈妈的腿部和脸部开始出现水肿，睡觉变得不是那么容易。一些心急的妈妈甚至期待着宝宝能早点出来。还是坚持一下吧，早产可不是什么好事哟！

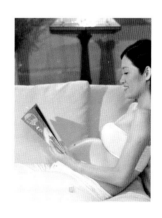

一、宝宝的生长发育变化

体重已有 1300 ~ 1600 克，身长 35 ~ 40 厘米。此时他还会睁开眼睛并把头转向从妈妈子宫壁外透射进来的光源。现在胎宝宝的皮下脂肪已初步形成，手指甲也已能看得很清楚了。

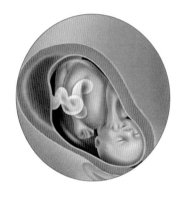

此时男胎宝宝的睾丸正在向阴囊下降，女胎宝宝的阴蒂已很明显。大脑的发育也非常迅速。大多数胎宝宝此时对声音有反应。

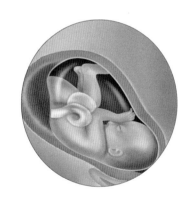

皮下脂肪继续增长，胎宝宝的肺部和消化系统已基本发育完成，身长增长趋缓，而体重迅速增加。这月胎宝宝的眼睛时开时闭，他能够辨别明暗，甚至能跟踪光源。

全身的皮下脂肪更加丰富，皱纹减少，看起来更像一个婴儿了。你会发现胎动次数比原来少了，动作也减弱了，但只要胎动次数符合规律就问题不大。胎宝宝的肺和胃肠功能接近成熟，已具备呼吸能力，能分泌消化液。而且在本月，胎宝宝的小身体会倒过来，头朝下进入妈妈的骨盆。

二、行动吃力的时刻来临了

妊娠 8 月的孕妈妈晶晶近来觉得特别难受，出去散步走不了几步路就觉得心悸，若是遇到上坡更是呼吸急促，有时候躺下睡觉也会有这种感觉。这到底是怎么回事呢？

1. 症状及原因

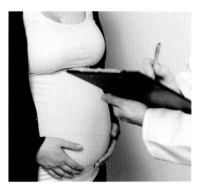

怀孕后期，由于子宫越来越大，压迫心脏和肺，使心脏负荷加重、肺部容量变小，平时毫不费力的动作也会引起心悸、呼吸急促、大口喘气，有时还会出现心律失常。躺下时，也会因肺部受到压迫而感到胸闷、呼吸困难。若孕妈妈站立时无此类问题，躺下时才开始感觉呼吸困难，则属于正常现象，与胎儿本身的心跳与呼吸都没有关系。

评估胸闷的现象时，须先排除与怀孕无关的因素，如心肌梗死、肺病、氧气不足等，这些病症都可能造成呼吸困难。

2. 生活调理

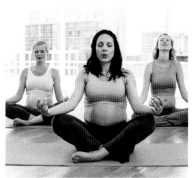

◎平时要多卧床休息。若仅是由于怀孕造成的呼吸困难，孕妈妈在睡眠时可避免平躺，改半坐姿会较为舒适。

◎不要勉强去干费力的活，上下楼梯要慢走。

◎如在走路时发生心悸和呼吸困难，要停下来站立或坐下休息。

◎学会腹式呼吸法。孕妈妈练习腹式呼吸，不仅能给胎儿辅送新鲜的空气，而且可镇静神经，消除紧张与不适，在分娩或阵痛时还能缓解紧张心理。

3. 饮食调理

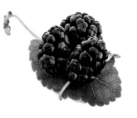

◎不要一次性进食太多，以少食多餐为佳，多摄取易于消化且营养成分高的食物。

◎保证全面营养，限制钠的摄入，增加铁、钙与维生素 B_1 的摄入，为分娩做好准备。

◎饮食应以高蛋白、高维生素、低脂肪及低盐为宜，孕晚期每日食盐量不宜超过 5 克。

◎忌食胡椒、红干椒、花椒、肉桂、紫苏、茴香、烧酒、丁香等辛热香燥之物。

三、控制体重科学增长

某孕妈妈的身高是 1.60 米，孕前体重是 60 千克，那么她每天应该吃多少主食呢？首先计算她的体重指数：60÷（1.6×1.6）≈ 23。根据这位孕妈妈的体重指数，参考表格数据，推算出她每日每千克体重需要的热能为 30 ~ 35 千焦耳。如果按照每天每千克体重需要 33 千焦耳，计算她的热能总需要量为：33×60 ≈ 1980 千焦耳。按照每日主食摄入量占 65% 来计算：1980×0.65 ≈ 1287（千焦耳）。每克主食产热 4 千焦耳，1287÷4 ≈ 321（克）。这位孕妈妈每天的主食应该吃 322 克左右。

不同体重指数孕妈妈每日热能需要量和体重增加范围参考表

孕前体重指数	孕期热能 （千焦耳/千克/天）	孕期体重总重增长 （千克）
< 18.5	35	13 ~ 18
18.5 ~ 23.9	30 ~ 35	11.5 ~ 12.5
24.0 ~ 27.9	25 ~ 30	10 ~ 12
≥ 28	25	8 ~ 11

四、预防和应对早产

胎儿在孕 28 ~ 37 周就分娩出来的，视为早产。和流产不同的是，早产的婴儿有存活和成长的可能，尤其是 32 周以上的婴儿。

1. 症状及原因

早产儿各项器官的功能还比较差，出生体重轻（出生时体重在 2500 克以下），死亡率较高，养育护理与足月儿相比要困难许多。所以，为了宝宝的健康，一定要注意养胎。

孕妈妈方面：合并子宫畸形（如双角子宫、纵隔子宫）、子宫颈松弛、子宫肌瘤；合并急性或慢性疾病，如病毒性肝炎、急性肾炎、急性阑尾炎、病毒性肺炎、高热、风疹等急性疾病，同时也包括心脏病、糖尿病、严重贫血、甲状腺功能亢进、原发性高血压病等慢性疾病；并发妊娠高血压综合征；吸烟、吸毒、酒精中毒、重度营养不良；其他如长途旅行、气候变换、居住高原地带、家庭迁移、情绪剧烈波动等，腹部直接撞击或创伤、性交或手术操作刺激等。

胎儿胎盘方面：前置胎盘和胎盘早期剥离；羊水过多或过少；胎儿畸形、胎死宫内、胎位异常；胎膜早破、绒毛膜羊膜炎。

2. 预防早产的生活调理

孕晚期要减少活动，注意休息，避免疲劳。如果由于活动不足引起血液循环不良，不妨请家人为你做适度的肌肉按摩。如果孕妈妈出现早产迹象，即出现规律性的宫缩，或有阴道出血的状况，要注意安胎，避免做一切会刺激子宫收缩的事情。最好住进医院，采取保胎措施。

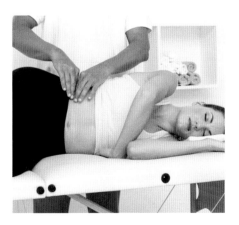

五、胎位不正及时纠正

在怀孕早、中期时，胎儿往往还漂浮在羊水中，加之活动，所以胎位时常会发生变化，在孕32周后就比较固定了。宝宝的头呈圆球状，相对较硬，是最容易摸清楚的部位。因此，胎位是否正常可通过监测胎头的位置来确定。孕妈妈最好在产前检查时向医生学习这种检查方法。

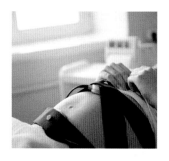

正常胎位时，可在下腹中央即耻骨联合上方摸到胎儿头部，如果在这个部位摸到圆圆的、较硬、有浮球感的东西，那就是胎头。要是在上腹部摸到胎头，在下腹部摸到宽软的东西，表明胎儿是臀位，属于不正常胎位；在侧腹部摸到胎头，胎体呈横宽走向时为横位，也属于不正常胎位。这两种胎位均需在医生指导下采取胸膝卧位纠正，每次15～20分钟，早晚各1次。存在脐带绕颈的孕妈妈在进行胸膝卧位纠正时，一定要在医生指导下进行，谨防出现胎儿窒息。需要提醒的是，不正常的胎位即使已经纠正过来，还需坚持监测，以防再次发生胎位不正。

六、脐带绕颈别惊慌

通过普通B超检查，发现胎儿颈部上有脐带的压迹时，提示可能存在脐带绕颈。但如果进一步做彩色超声波检查，则不但能够明确诊断，还可以看清楚缠绕的圈数。

正常情况下，脐带漂浮于羊水中。如果脐带的长度过长、羊水过多或胎动过频时，容易使脐带缠绕在胎儿的脖子上，形成脐带绕颈，其发生率高达20%左右。大多数的脐带绕颈为1～2圈，但有时也多达4～5圈。多数情况下，脐带绕颈的圈数不多，缠绕也不紧，因而对血液的流通并无妨碍。但如果缠绕过紧，脐带就会受到压迫，致使胎儿缺氧。这种情况在胎儿下降过程中更为明显。有时脐带牵拉过紧，也会阻碍胎头的下降，而致胎头高浮。

胎儿出现脐带绕颈后，孕妈妈不必过于担心，可以通过数胎动来自行判断胎儿的情况，于早中晚各测 1 小时，3 小时胎动次数的总和乘以 4 得出 12 小时胎动总数，若总数大于 12 次表示正常，若 12 小时胎动少于 10 次，或每小时少于 3 次，需速去医院找医生处理。

七、饮食要结合胎儿发育特点

孕晚期时，胎儿的骨骼、肌肉和肺部发育日趋成熟，对营养的需求达到了最高峰。胎儿骨骼肌肉的强化和皮下脂肪的积蓄，都是在为出生之后的独立存活做最后的准备。在出生前的最后 10 周内，胎儿增长的体重大约是此前共增体重的一半还要多。而妊娠孕 8 月的孕妈妈会因身体笨重而行动不便。子宫已经占据了大半个腹部，胃部被挤压，饭量受到影响，所以经常会有吃不饱的感觉。此时母体基础代谢达到最高峰，胎儿生长速度也达到最高峰。孕妈妈要尽量补足因胃容量减小而少摄入的营养，实行少食多餐，均衡摄取各种营养素，防止胎儿发育迟缓。

补充不饱和脂肪酸：孕晚期是胎儿大脑细胞发育的高峰期，需要补充不饱和脂肪酸，以满足胎儿大脑发育所需。可以进食适量的玉米油、香油、葵花子油或玉米、花生、芝麻来补充必需的亚油酸。也可适量食用添加了 DHA 和不饱和脂肪酸的孕妈妈奶粉和人工制剂。补充蛋白质： 由于胎宝宝的身体增大，大脑发育加快，孕妈妈需要更多地补充蛋白质，每日摄入量不少于 85 克。可通过摄入鱼、虾、鸡肉、鸡蛋和豆制品补充蛋白质。

加强钙吸收：这个时期胎宝宝的牙齿和骨骼的钙化加速，其体内一半以上的钙是在孕晚期储存的，因此孕妈妈钙的需要量明显增加，每天可喝 2 杯牛奶用于补钙。

增加铁的供给：本月要增加铁的摄入，以保证胎儿的骨骼发育，也为分娩时的失血做准备。此外，仍然要注意各种维生素的补充。

八、去医院测量骨盆

　　产道包括骨产道和软产道。骨产道指骨盆。骨盆的大小及形状与宝宝能否顺利分娩密切相关。通过骨盆测量，可了解骨盆大小形状，估计胎儿与骨盆的比例，判断能否自然分娩。

　　骨盆测量一般在孕 28 ～ 32 周进行，若过早测量，因为阴道和韧带不够松弛，会影响测量结果；过晚有引起感染或胎膜早破的危险。

　　骨盆内测量：骨盆测量分内测量和外测量。内测量前，医生会检查阴道分泌物和宫颈情况。测量时医生将手指伸入阴道，测量骨盆各个平面的宽度。测量时孕妈妈要放松，这样才准确。若有先兆流产或早产史，则可暂不做内测量。

　　骨盆外测量：骨盆外测量是用特制的尺子从体外测量骨盆大小，由于受到骨骼厚度和皮下脂肪肌肉等软组织影响，测量结果往往不十分准确。即使骨盆形态正常，径线小，仍有难产的可能；骨盆形态虽然异常，但径线长，分娩不一定会出现困难。相反，即使骨盆大小正常，如果胎儿过大，与骨盆不相称，也会造成难产。医生要在产前通过测量来综合考虑这些因素。

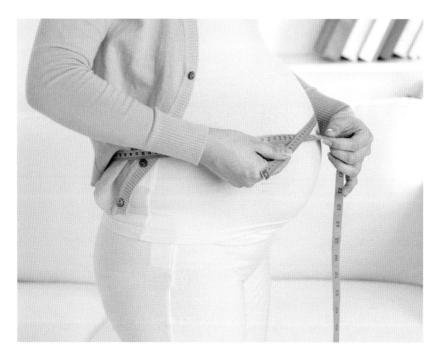

九、孕妈妈应适时停止工作

　　按照有关规定，育龄女性可享受不少于 90 天的产假。怀孕满 38 周的上班族孕妈妈就可在家中休息，为临产做准备。如果孕妈妈的工作环境相对安静清洁，危险性较小，或长期坐在办公室工作，身体状况良好，那么可在预产期的前 1 周或 2 周回到家中，静静地等待宝宝的诞生。如孕妈妈出现下列情况，就要适时停止工作。

　　如果孕妈妈的工作量相当大，建议提前 1 个月开始休产假，以免发生意外。通常妊娠反应在怀孕 3 个月后自动消失，如果孕妈妈的反应一直未见好转，建议尽快到医院咨询医生，以免耽误病情。在孕晚期，孕妈妈可能会感觉到行动特别不便，如果孕妈妈的工作不属于体力劳动，工作强度不是很大，那么孕晚期还可以坚持工作，只是要避免上夜班以及长期站立、抬重物及颠簸较大的工作。

　　如果孕妈妈的工作需要长期使用电脑，或在工厂操作间等阴暗嘈杂的环境工作，那么建议孕妈妈在怀孕期间调动工作，或选择暂时离开工作岗位，待在家中。如果孕妈妈的工作是饭店服务人员或者销售人员，或每天至少需要 4 小时以上的行走时间，建议孕妈妈在预产期的前两周半就离开工作岗位回到家中待产。

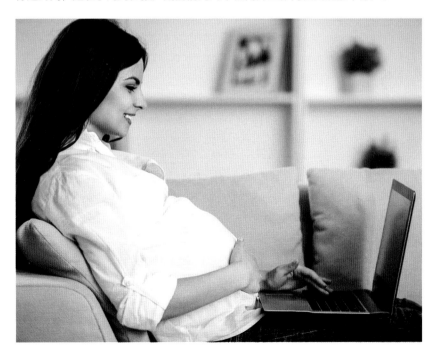

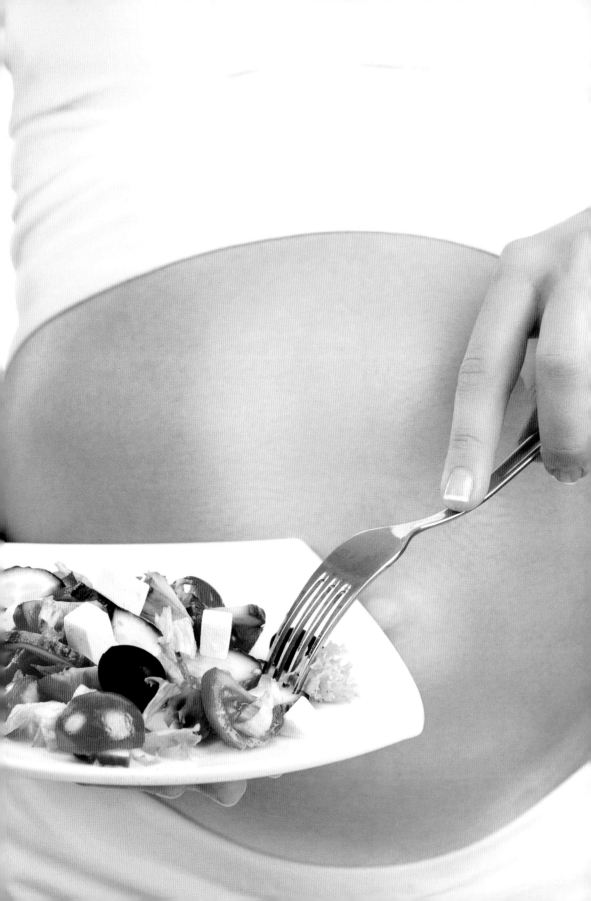

Chapter 12 怀孕必修课:
怀孕 9 个月
（33 ~ 36 周）

到了孕 9 月，孕妈妈会感觉日子越发难熬。睡觉成了很大的问题：翻身翻不了，一个晚上数次起来上厕所，呼吸也不那么顺畅了……

总之，这是胎宝宝出来前给孕妈妈出的最后难题，坚持吧，好运就要来了。

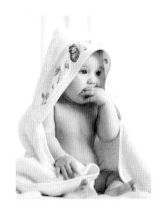

一、宝宝的生长发育变化

现在胎宝宝体重大约 2000 克，身长为 40 多厘米。皮下脂肪较以前大为增加，皱纹减少，身体开始变得圆润。他的呼吸系统、消化系统发育已近成熟。有的已长出了一头胎发。指甲已长到指尖，但一般不会超过指尖。如果是个男孩，他的睾丸很可能已经从腹腔降入了阴囊，如果是个女孩，她的大阴唇已明显隆起，这说明胎宝宝的生殖器官发育也接近成熟。

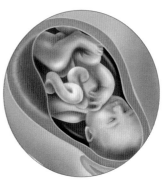

随着头部渐渐降入骨盆，体重也相应增加到 2300 克，他已经摆好出生的准备姿势，但此时姿势尚未完全固定，还有可能发生变化，需要密切关注。他的头骨现在还很柔软，而且每块头骨之间还留有空隙，这是为了在分娩时使头部能够顺利通过狭窄的产道。现在的胎宝宝越长越胖，变得圆滚滚的。皮下脂肪将在他出生后起到调节体温的作用。35 周时，胎宝宝的听力已充分发育。如果在此时出生，他存活的可能性为 99 %。

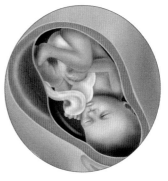

到月末 36 周的时候，胎宝宝大约已有 2900 克重，身长约为 45 厘米。这周他的指甲又长长了，2 个肾脏已发育完全，肝脏已经能够处理一些废物。胎宝宝的表情丰富起来了，他会打哈欠、揉鼻子，甚至挤眉弄眼。

二、补充动物性蛋白食品

热能的供给应适量： 妊娠 9 月的孕妈妈活动量有所减少，因此要适当限制脂肪和糖类的摄入量，以免胎儿长得过大，增加难产的概率。

提供充足的蛋白质： 本月胎儿需要更多的蛋白质以满足组织合成和快速生长的需要。同时，由于产妇分娩过程中需要大量能量，且产后身体亏损巨大，这些都要求产妇有足够的蛋白质储备。建议每天摄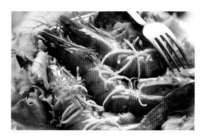入优质蛋白质 85 ~ 100 克，蛋白质食物来源以鸡肉、鱼肉、虾、猪肉等动物蛋白为主，可以多吃海产品。

防止维生素的缺乏： 为了利于钙和铁的吸收，孕妈妈要注意补充维生素 A、维生素 D、维生素 C。若孕妈妈缺乏维生素 K，会造成新生儿出生时或满月前后颅内出血，因此应注意补充维生素 K，多吃动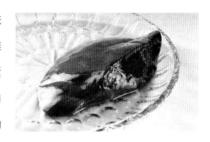物肝脏及绿叶蔬菜等食物。孕妈妈还应补充 B 族维生素，其中水溶性维生素以维生素 B_1 最为重要。本月如果维生素 B_1 补充不足，就易出现呕吐、倦怠、体乏等现象，还可能影响分娩时子宫收缩，使产程延长，分娩困难。

注意铁的补充： 孕妈妈应补充足够的铁。在孕晚期，胎儿肝脏将以每天 5 毫克的速度储存铁，直到存储量达到 240 毫克，以满足出生后 6 个月的用铁量。若此时孕妈妈铁摄入不足，会影响胎儿体内铁的存储，导致其出生后易患缺铁性贫血。

摄入足量的钙： 孕妈妈在此时还应补充足够的钙。胎儿体内的钙一半以上是在孕期最后 2 个月存储的。若孕妈妈钙摄入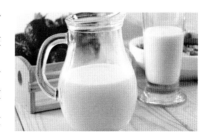不足，胎儿就会动用母体骨骼中的钙，致使母亲发生软骨病。胎儿缺钙时，还会发生腭管及牙齿畸形，出现不对称现象。

三、补充维生素 K

　　孕妈妈西西立志将来要母乳喂养，查阅资料后得知，母乳中维生素 K 含量极少，并且新生儿又极易缺乏。她想，现在就应该为宝宝储备一些维生素 K 了。其实，维生素 K 无论是对胎儿还是对孕妈妈，都是非常重要的。

1. 维生素 K 的作用

　　维生素 K 是一种脂溶性维生素，能合成血液凝固所必需的凝血酶原，加快血液的凝固速度，减少出血；降低新生儿出血性疾病的发病率；预防痔疮及内出血；治疗月经量过多。

2. 缺乏维生素 K 的危害

　　孕妈妈在孕期如果缺乏维生素 K，流产率将增加。即使胎儿存活，由于其体内凝血酶低下，易发生消化道、颅内出血等，并会出现小儿慢性肠炎、新生儿黑粪症等症；一些与骨质形成有关的蛋白质会受到维生素 K 的调节，如果缺乏维生素 K，可能会导致孕期骨质疏松症或骨软化症的发生；维生素 K 缺乏还可引起胎儿先天性失明、智力发育迟缓及死胎。

3. 这样补充维生素 K

　　人体对维生素 K 的需要量较少，孕妈妈和乳母的每日推荐摄入量为 120 微克。富含维生素 K 的食物有绿色蔬菜，如菠菜、菜花、莴苣、萝卜等；烹调油，主要是豆油和菜籽油。另外，奶油、奶酪、蛋黄、动物肝脏中的维生素 K 含量也较为丰富。

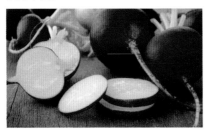 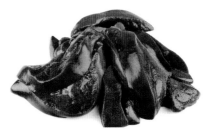

四、应对妊娠水肿

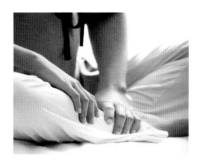

随着胎宝宝的逐渐增大，羊水增多，孕妈妈腿部静脉受压，血液回流受阻，会造成妊娠水肿。妊娠水肿最早出现于足背，以后逐渐向上蔓延到小腿、大腿、外阴以至下腹部，严重时会波及双臂和脸部，并伴有尿量减少、体重明显增加、容易疲劳等症状。

1. 生活调理

侧卧能最大限度地减少早晨的水肿。避免久坐久站，每 0.5 ~ 1 个小时就起来走动走动，尽可能经常把双脚抬高、放平。选择鞋底防滑、鞋跟厚、轻便透气的鞋。尽量穿纯棉舒适的衣物。如在妊娠晚期只是脚部、手部轻度水肿，无其他不适者，可不必做特殊治疗。孕妈妈到了晚上通常水肿会稍重一些，如果早上醒来后水肿还很明显，整天都不见消退，或是发现脸部和眼睛周围都肿了，手部也肿得很厉害，或者脚和踝部突然严重肿胀，一条腿明显比另一条腿水肿得厉害，最好及早去看医生，因为这可能是轻度妊娠高血压综合征的症状。

2. 饮食调理

一定要吃足够量的蛋白质。水肿的孕妈妈，尤其是由于营养不良引起水肿的孕妈妈，一定要保证每天食入肉、鱼、虾、蛋、奶等动物类食物和豆类食物，以摄取其中的优质蛋白质。

一定要吃足够量的蔬菜水果。蔬菜和水果中含有人体必需的多种维生素和微量元素，它们可以提高机体的抵抗力，加强新陈代谢，具有解毒利尿等作用。

少吃或不吃难消化和易胀气的食物。油炸的糕点、白薯、洋葱、马铃薯等要少吃或不吃，以免引起腹胀，使血液回流不畅，加重水肿。发生水肿时要吃清淡的食物。不要吃过咸的食物，尤其是咸菜，以防止水肿加重。

五、鉴别真假宫缩

准妈妈在怀孕期间有没有出现肚皮发麻？有时这种感觉很快就消失了，有时会有阵阵疼痛，这就是宫缩。有人说宫缩是宝宝临盆的征兆，但是，有人发生宫缩后却不见宝宝有动静。到底什么是宫缩呢？

其实，宫缩确实是临产的一个重要特征，但是并不是决定特征。到预产期，只有伴有疼痛的真宫缩，才是分娩的先兆。

1.分娩前宫缩（假性宫缩）

1.连续几小时都没有明显的规律。

2.强度、持续时间、频率都没有增加。

3.大部分出现在前面、腹部下方。

4.有轻微的不舒服，比较像是压力，而不是痛。

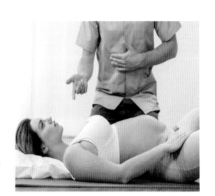

5.如果您改变姿势、走动、躺下、泡个热水澡或者淋浴，反应就不那么剧烈了。

6.感觉子宫像一个很硬的球。

2.分娩宫缩（称为真的宫缩或者真实的宫缩）

1.有规律（虽然不至于分秒不差）。

2.越来越强、持续更久、次数更多。宫缩的时间变长（持续20～30秒），间隔则缩短（5～6分钟）。

3.大部分出现在腹部下方，但是会扩散到背部下方。

4.从不舒服的压力到紧绷、拉扯的痛。但是通过有意义地放松其他部分的肌肉，这种痛是可以克服的，甚至是可以减轻的。

5.如果你是躺着的，维持这个姿势；如果不是，就改变姿势，走动可能会更痛。

6.通常会见红。

六、警惕胎心传出的危险信号

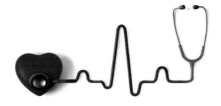

孕妈妈孕育宝宝的过程，既充满希望和快乐，又潜伏着危险。孕妈妈需要注意胎心传递的危险信号。

1. 胎动减少

胎动是胎儿生命征兆之一，孕妈妈经常掌握胎动情况，可以了解胎儿的安危，及时发现问题。当胎盘功能发生障碍、脐带绕颈、孕妈妈用药不当或遇外界不良刺激时，则可能引起不正常的胎动。若在 1 小时以内胎动少于 3 次，或 12 小时胎动少于 10 次，则说明胎儿有宫内缺氧危险，应去医院检查，及时处理。

2. 子宫增长过缓

孕 28 周后，如产前检查发现孕妈妈的宫高低于该孕周宫高的标准值了，就有胎儿生长受限的可能。最后要由有经验的医师根据宫底高度测量和 B 超检查的结果来综合判断并确诊。确诊后，应遵照医生的建议进行合理的治疗。

3. 阴道出血

孕妈妈在孕晚期如果出现前置胎盘或胎盘早剥的现象，通常会突然出现阴道大量出血。此外，子宫颈长息肉或是癌症的发生，也会出现阴道出血现象，需要及时就医。

4. 临产提前

怀孕中晚期，如果出现腹部胀痛、破水，或者阴道见红，子宫强烈收缩。下坠感，肚子明显变硬，这些是早产的迹象。早产儿出生后容易出现各种并发症，如呼吸窘迫、颅内出血、低血糖等，早产儿的死亡率远高于足月儿。据统计，除去致死性畸形，75%以上围生儿死亡与早产有关。

七、脐带血是什么

脐带血是指新生婴儿脐带被结扎后由胎盘脐带流出的血。脐带血中富含造血干细胞，这些干细胞可以用来替代骨髓和外周血干细胞进行移植。目前脐带血主要用于血液病的治疗，包括白血病、淋巴癌、贫血等。并且由于脐带血中所含干细胞的免疫功能尚未发育完全，所以在配型上相对容易许多，尤其在家人中间概率更高。如果你也想保存宝宝的脐带血，那么以下要点估计是你最关注的。

办理手续：最好在孕 28 周左右与脐带血库进行联络，并签署一份《脐带血干细胞储存合同书》。具体事宜可向脐血库的医生进行详细咨询。如果由于种种原因未能提前签署合同，在分娩前与脐带血库工作人员联系也能进行采集。

怎样采集：脐带血的采集过程非常简单，只需几分钟，无须麻醉，并且无痛、无不良反应，在大多数妇产医院或产科皆可完成。

保存期限：资料表明，脐带血造血干细胞可长期保存，至少不会低于一个正常人的寿命。

费用：采集脐带血大约需 5000 元人民币，今后每年的储存费用为 500 元左右，同时还可免费获得一份由中国人寿保险公司承保的《脐带血干细胞储存医疗保险》，保额 30 万元。

禁忌人群：所有身体健康、产前常规检查正常、无传染性疾病、无家族遗传病史的孕妈妈都可以进行脐带血干细胞的储存。

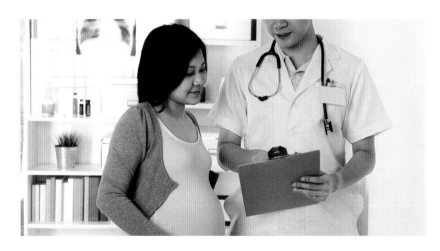

八、慎重选择剖宫产

自然分娩是人类中的自然分娩过程，不需或只需局部麻醉、损伤小、产后恢复较快、住院时间短，如果选择无痛分娩，可以减轻宫缩的疼痛，所以自然分娩仍然是人类生产的主要方式。但自然分娩时间长、变化多，有些产妇不能经阴道分娩，故医生选择剖宫产。剖宫产的条件一般来说分为三种。

第一种是胎儿存在着危机情况，为迅速将胎儿脱离危险的状况而实施手术。最常见的情况有脐带脱垂、胎盘早剥、胎儿窘迫等。

第二种是为了通过中止妊娠、改善母体的不良健康状况或挽救孕妈妈生命。

第三种是解决试产后无法自然分娩的难产，如胎位是横位、高直后位等。如果孕妈妈不符合剖宫产的医学指征，专家建议孕妈妈要慎重选择剖宫产。剖宫产实际上属于人为创伤，必然会带来并发症。剖宫产产妇不仅容易术后感染，还容易造成肠损伤、腹腔粘连、子宫内膜异位症、宫旁组织炎等。

有资料显示，剖宫产产妇产褥感染率为阴道分娩产妇的 10 ～ 20 倍，孕产死亡率为阴道分娩产妇的 5 倍。

另外，剖宫产对孩子的健康也会有潜在的影响。一些剖宫产的孩子由于缺少"旋转和必要的产道挤压"这一过程，缺少平衡感，动作协调能力差，有"感觉统和失调"现象。

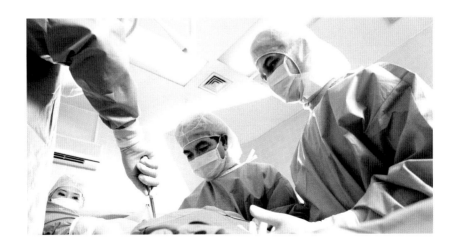

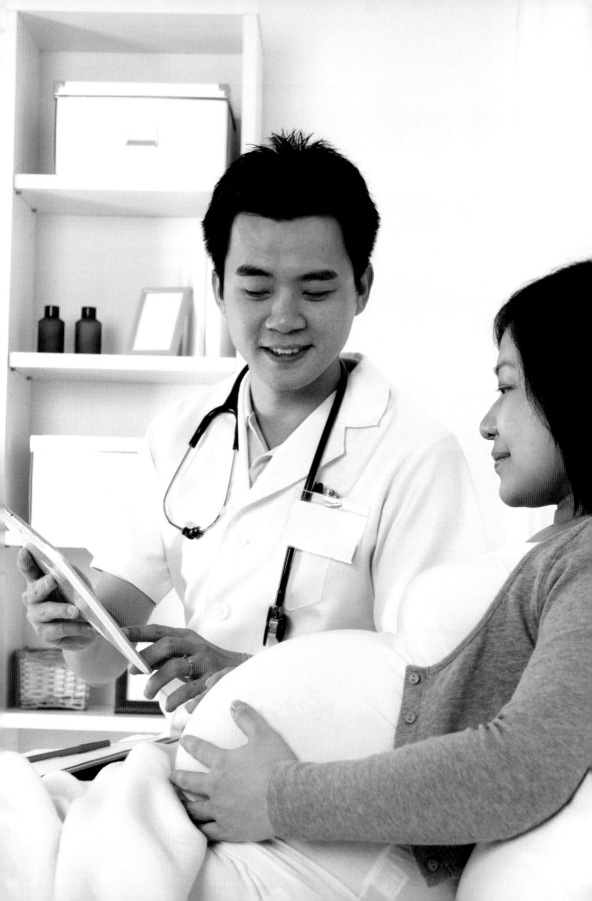

Chapter 13　怀孕必修课：
怀孕 10 个月
（37 ~ 40 周）

孕 10 月，胎宝宝已经是足月儿了，随时都有可能出生。所以，孕妈妈要做好面对分娩的准备，是打算自然分娩还是剖宫产？入院的用品准备好了吗？

胜利就在眼前了，眼看着妊娠期随时可能因为新生儿的到来而宣告结束，孕妈妈在兴奋之余，是否对孕期有些留恋呢？

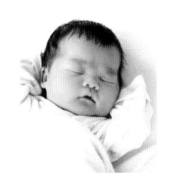

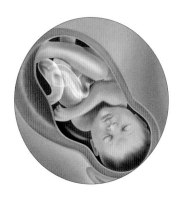

现在是怀孕的最后阶段，胎宝宝正以每天 20 ～ 30 克的速度继续增长体重，他现在的重量约为 3000 克，身长逐渐接近 50 厘米。到这周末胎宝宝就可以称为足月儿了（37 ～ 42 周的新生儿都称为足月儿）。

现在胎宝宝可能已有 3200 克重了，身长也有 50 厘米左右了。胎头在你的骨盆腔内摇摆，周围有骨盆的骨架保护，很安全。他身上原来覆盖着的一层细细的绒毛和大部分白色的胎脂逐渐脱落，这些物质及其他分泌物也被胎宝宝随着羊水一起吞进肚子里，贮存在他的肠道中，变成墨绿色的胎便，在他出生后的一两天内排出体外。

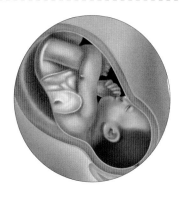

胎宝宝现在的体重应该在 3200 ～ 3400 克。一般情况下男孩平均比女孩略重一些。胎宝宝的皮下脂肪现在还在继续增长，身体各部器官已发育完全，其中肺部将是最后一个成熟的器官。不再猜测，不再胡思乱想，你们就要见面了。医生会把漂亮的小宝宝和关于他的一切信息都交给你。大多数胎宝宝都在这一周诞生，但提前 2 周或推迟 2 周生产都是正常的。如果推迟 2 周还没生产医生就会采取催产措施了，否则胎宝宝会有危险。胎宝宝做好了出生的准备姿势，马上就可以降临人间啦。

二、了解临产征兆

当孕妈妈出现以下症状时，说明产期临近，分娩可能随时发生——

宫底下降：胎头入盆，子宫开始下降，减轻了对横膈膜的压迫，孕妈妈会感到呼吸困难有所缓解，胃的压迫感消失。

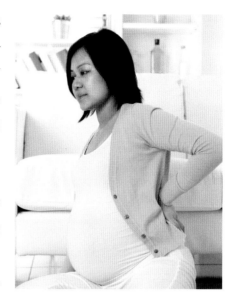

腰背部疼痛：随着宝宝越来越重、下降得越来越低，子宫和骨盆的韧带组织受到的拉扯更大了，会造成你的腰背部出现酸痛现象。

大、小便次数增加：胎头下降会压迫膀胱和直肠，使得小便之后仍感有尿意，大便之后也不觉舒畅痛快。

分泌物增多：自子宫颈口及阴道排出的分泌物增多。

胎动减少：若持续 12 小时感觉不到胎动，应马上就医，排除导致胎儿缺氧的因素。

体重增加停止：有时还有体重减轻的现象，这标志着胎儿已发育成熟。、

不规律宫缩：从孕 20 周开始，时常会出现不规律宫缩。从不舒服渐渐变得很痛，就像是痛经一样。虽然这些分娩前的宫缩强度比不上真正分娩时的宫缩，不过还是强到可以让子宫颈开始变薄，或是消失，你的子宫颈会从厚壁的圆锥状变成薄壁的杯形。这些收缩到了分娩前夕会变得更强，而且会持续加强，这样断断续续从分娩前 1～2 周开始，一直持续到分娩。但是如果你改变姿势或开始走动，这些宫缩可能就会减弱。

三、克服临产恐惧

到了孕后期，经历了漫长孕程的你开始盼望宝宝早日降生。是的，宝宝就快要出生了，你们很快就可以见面了，你应该高兴才是。然而，实际情况可能恰恰相反，越是临近分娩，你越容易被各种各样的问题困扰，并因此而变得焦虑。

1.孕妈妈的焦虑点

焦虑一： 预产期快到了，宝宝怎么还不出生？到了预产期并非就分娩，提前2周、过后2周都是正常的情况。你既不要着急，也不用担心，因为这样无济于事，只能是伤了自己的身体，影响了胎儿的发育。

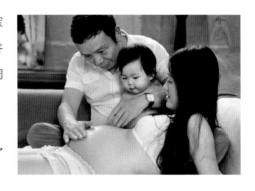

焦虑二： 分娩的时候会不会顺利？现在，正规的大医院妇产科都有着丰富的接生经验和良好的技术设备，并且有许多专业的医生、护士随时监控你的分娩进程。你要对自己有信心，要勇敢面对！

焦虑三： 胎儿会不会健康？看看你的妇产科大夫怎么说吧！整个孕期你都坚持产检，并且大夫也一再让你放宽心了，你还焦虑什么呢？要知道，不必要的焦虑可对宝宝健康不利哦。

2.应对临产前焦虑的生活调理

以上的临产期焦虑综合征其实都是因为你对自己和胎儿健康状况的不自信。我们建议你通过一些方法来转移注意力，如听听音乐、下下棋、侍弄一些花草，或是给胎儿准备必备的物品等，都可以很好地转移你的注意力。实在不放心的话，就去医院咨询医生。

四、做好最后一次产检

分娩前的各项检查都是例行检查，是保证孕妈妈和胎宝宝生命健康的前提和基础，但大多数孕妈妈此时往往已经开始阵痛了，而分娩前的检查往往很琐碎，也很麻烦，会让孕妈妈的心情很糟糕。这时，孕妈妈不要怕麻烦，要从自身和胎宝宝的生命安全考虑，主动理解和要求做各项检查。

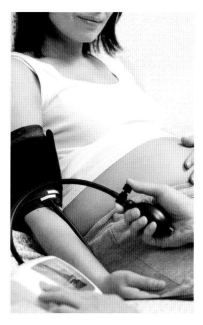

1. 积极配合医生询问

医护人员会在孕妈妈分娩前会询问有关基本情况和感觉，这属于基本检查之一。尤其是当负责接生的医生与诊察医生不同的时候。此外，孕妈妈有无妊娠中毒症或胎盘是否前置等，甚至妊娠的全部过程，都是医生需要详细了解的情况。孕妈妈要耐心地向医生说明情况，让医生在接生的过程中可以做到有备无患。

2. 耐心应对频繁的检查

孕妈妈在待产时，一般每隔 2 ~ 4 小时就要测量体温、血压、呼吸、脉搏及胎心音等项目各 1 次，以便医护人员及时了解分娩进行的状况，孕妈妈要不厌其烦地配合。

五、自然分娩的产程

1. 第一产程

分为三个期：潜伏期、活跃期及过渡期。对于大多数产妇而言，这些分期显而易见，而对有些产妇而言，上述各期之间并无明显分界。

早期或潜伏期

在潜伏期你会经历——这个时期持续时间最长，但也最舒适。在此期间，宫颈不断变薄，宫颈口逐渐扩张至 3 厘米。在这一阶段，产妇可明显感觉到子宫的收缩，但这种宫缩通常可以耐受，即便在宫缩时，产妇也能入睡。潜伏期开始时，宫缩持续时间短，每次持续 20 ~ 60 秒，两次宫缩间的间歇期为 5 ~ 6 分钟。然后，宫缩逐渐增强，间歇期逐渐变短。潜伏期通常持续 6 ~ 8 小时，可能出现黏液栓脱落或胎膜破裂。若无特殊的原因，这个时期待在家里更为舒适。如果第一次宫缩发生在夜间，可继续休息；若不能休息，可做一些既能分散注意力又不太剧烈的活动。这时，不要忘记吃夜宵。

一般认为，产妇在临产时最好不要进食，以防需要全身麻醉时吸入食物。但研究表明，这种危险性很小，而临产时进食一些固体性食物的确能促进分娩。因为分娩是一项艰苦并且长时间的劳动，要完成这项工作，机体需要消耗很多能量。潜伏期临产的症状与临产前相似，可出现腹痛、背痛、尿频、腹泻、阴道排出物增多、骨盆压力增大及腿和臀部疼痛等症状，许多女性还会表现出兴奋。此时应注意为即将到来的分娩保存体力。

在潜伏期你可以这样做——你可以请丈夫帮你按摩背部，让你放松，或是洗个热水澡、看看书或看电视。不管如何，尽量睡一下、休息一下，把体力留给即将面临的重要工作。直立的姿势和温和的活动有助于地心引力帮宝宝下降到骨盆，同时让宫缩持续进行。在宫缩期间尝试变换不同姿势，在宫缩间隔试着侧躺着休息。如果背痛越来越严重，试试看在休息的时候偶尔采用四肢摊开的姿势。随时排空膀胱，这样会有利于分娩的进行。

活跃期

在活跃期，你可能会经历——宫颈口开大到 3 厘米至开全，这段时间开始快速扩张，即进入活跃期。在初产妇，宫颈口通常 1 小时最少扩张 1 厘米。每次宫缩持续时间为 45 ～ 60 秒，强度逐渐增加，间歇时间逐渐变短，由开始时的 4 ～ 5 分钟缩短至 2 ～ 3 分钟。分娩第一阶段的活跃期会持续 3~4 小时，不过这只是平均值，你的子宫有它自己的进度。很多妈妈的活跃期是爆发后暂停的模式，强烈阵痛了一会儿，再平静一阵子，然后阵痛又再次加强。

妈妈们常形容活跃期的宫缩像是波浪一样，从子宫的上方开始向子宫下方席卷过去，或是从后面往前面扩散。这些波浪的波峰会在宫缩的中间出现，然后逐渐缓和下来。在活跃期，你的全身似乎都在参与宫缩。你会发现你的耻骨上方有强烈的拉伸，还伴随剧烈的背痛和骨盆压力。这同时也是羊膜最容易破裂，造成羊水冲出的时期。

这一阶段，产妇会出现"分娩毫无尽头"的感觉。记住：这一期通常很快，宫颈口将迅速扩张。子宫的每一次收缩都能使胎儿进一步接近子宫颈。这时，产妇可能担心产程的进展，这个时候产妇应多向医生咨询使自己感到担忧的问题。若感觉有什么不便，可让家人或朋友代问。

在活跃期你可以这样做——在宫缩之间休息以恢复体力。在宫缩期间的放松与释放：宫缩一开始就深吸一口气，缓慢有节奏地从鼻子吸气，由嘴巴吐出。宫缩结束时，再次深呼吸，把全身累积的紧张都释放出来。

每小时都要把膀胱排空。在这个阶段，你可能会发现自己的意识好像到了另一个世界，这种出壳的感觉在宫缩期间或两次宫缩之间都可能出现。不要害怕，你的身体不过是在帮你解决痛楚罢了。

过渡期

在过渡期你会经历——过渡期是分娩过程中最困难和对产妇要求最高的时期，

该期持续 1 ~ 2 小时。此期宫颈口由 8 厘米扩张到 10 厘米，宫缩极度增强，每次持续 60 ~ 90 秒，间歇时间为 2 ~ 3 分钟。在活跃期，产程已取得快速进展，但在过渡期进展速度减慢。但可以确信，已经胜利在望了。

过渡期常伴有明显的体力和情绪变化。当胎儿下降进入骨盆时，产妇会感到下背部或会阴部有一种巨大的压力，而且会有一种类似急于向下用力排便的感觉。孕妈妈的腿会颤抖而且感到无力。常出现明显的应激反应，如出汗、过度换气、颤抖、恶心、呕吐及筋疲力尽感。在这期间，产妇常拒绝陪同者的帮助，感觉任何帮助都是不可接受的。

许多女性会失去理智，常以喊叫、诅咒来宣泄其无助的感觉。其实，这时妇更应充满信心，分娩推进期很快就会到来，所有的不适感很快就会消除。记住宫缩越强，分娩越快。要明确表达自己的意愿，如需要什么帮助，不需要什么帮助。要尽量放松，放松是有效保持体力的关键，是帮助宫缩以便达到分娩目的的最好方法。

在过渡期你可以这样做——专心让身体松弛。想象你的子宫颈正在打开，同时往上拉，越过宝宝的头。改变姿势，看看怎样最有效：跪、坐、四肢着地、侧躺、蹲姿等。你的身体会告诉你什么时候该变换姿势。宫缩间隔充分休息。不要想着刚才的痛或是接下来的宫缩。

2. 自然分娩的第二产程

一旦通过过渡期，胎儿娩出的时间即到了。第二产程初产妇一般需要 1 ~ 2 个小时，经产妇只需要半个小时或几分钟。第二产程的一个显著特点是：随宫缩而屏气用力时，不适感似乎完全消失。只要第二产程进展不是太快，使会阴逐渐扩展的话，那么产妇感到的仅是一种压迫感，而不是疼痛。胎儿入盆后，盆腔压力极度增高，局部神经因受压会出现麻痹。对许多女性来说，正是由于神经受压，感觉阻断，所以会阴撕裂、会阴切开及缝合均不会使她们感到疼痛。

正确用力

产妇用力的大小和正确与否，都直接关系到胎儿娩出的快慢、胎儿是否缺氧，以及你的会阴部损伤程度轻重。所以，这时产妇要按照助产师的指导正确用力。这一时期，宫缩痛明显减轻，子宫收缩力量更强。出现宫缩时，产妇双脚要蹬在产床上，两手紧握产床扶手，深吸一口气，然后屏住，像解大便一样向下用力，并向肛门屏气，持续的时间越长越好。如果宫缩还没有消失，就换口气继续同样用力使劲。胎儿顺着产道逐渐下降。这时子宫收缩越来越有力，每次间隔只有1~2分钟，持续1分钟，胎儿下降很快，迅速从宫颈口进入产道，然后又顺着产道达到阴道口露头，直到全身娩出。

在宫缩停止的间歇期里，产妇要全身肌肉放松，抓紧时间休息，切忌大喊大叫或哭闹折腾。当宫缩再次出现时，再重复前面的动作。

胎头着冠

在你用力了一阵子之后，你的阴唇就会开始突出，这是你辛苦工作后具体可见的结果。再过一会儿，每次你用力的时候，医护人员就可以看到小小的起皱的头皮出现，宫缩停止时就会缩回去，下次宫缩时又会出现。

等医护人员说："宝宝开始露头了。"你的会阴就会开始慢慢拉扯，一直到最后阴道打开像个皇冠一样罩在宝宝头上。这种逐步的来来回回的下降方式可以让阴道组织逐渐张开，保护会阴不至于因为宝宝通过而受伤。一旦宝宝的头绕过弯道，低头弯身进入盆骨下方，他就不会再滑回去了，这叫"胎头着冠"。当你的阴唇和会阴在拉扯的时候，你会有一种刺痛、灼烧的感觉。这种刺痛是身体要你暂停用力的信号，再过几分钟，宝宝头的压力会自然地让你的皮肤神经麻痹，这时灼烧感就会消失。

一旦宝宝露头，助产人员会提醒产妇不要再用力了。此时，产妇可以松开手中紧握的产床扶手，双手放在胸前，宫缩时张口哈气，宫缩间歇时，稍向肛门方向屏气。这时，助产人员会保护胎头缓慢娩出，同时认真保护产妇的会阴部位，防止严重撕裂。当胎儿娩出的时候，产妇的臀部不要扭动，保持正确的体位。

剪断脐带

胎儿娩出后，用血管钳夹住脐带，然后剪断脐带。如果需要，宝宝出生后，可立即剪断脐带，这便于医生对宝宝的检查，也便于新妈妈尽早抱一抱自己的宝宝。但是否立即断脐并不重要，有些医生喜欢等脐带搏动停止后才剪断它，若母婴状况良好，这不失为一种明智的选择。

3. 自然分娩的第三产程

在第三产程,你会经历这些——对多数分娩来说,这一产程是相对自动的过程,几乎不需要用力。胎儿离开子宫后，子宫继续收缩，使宫腔容积明显缩小，导致柔韧性较小的胎盘从其壁上剥离。子宫进一步收缩，将胎盘排出体外。多数医疗单位建议主动处理第三产程，以预防产后大出血。胎儿娩出后，即刻给产妇注射一针缩宫素或麦角新碱，刺激子宫持续收缩。这时助产士轻拉脐带，即可帮助胎盘娩出。如果产妇处于卧位，医生可按摩产妇的下腹部或要求产妇屏气并向下用力。

早期哺乳有助于预防胎盘附着处的出血，因为刺激乳头可促进缩宫素的释放。这种激素能促进子宫收缩。如果出血量较多，医生可给产妇静脉注射缩宫素，以帮助子宫收缩及减少产后出血。胎盘娩出后，医生要检查是否有脱落的胎盘组织残留在子宫内。偶尔发生胎盘滞留，即胎盘保留在子宫内。这时，医生需将手伸入子宫，取出胎盘。这需要在手术室内进行，为缓解疼痛，需施行硬膜外麻醉。

在第三产程，你可以这样做——在第三产程，产妇要保持情绪平稳。分娩结束后两小时内，产妇应卧床休息，进食半流质食物，补充消耗的能量。一般产后不会马上排便，如果产妇感觉肛门坠胀，有排大便之感，要及时告诉医生，医生要排除产道血肿的可能。如有头晕、眼花或胸闷等症状，也要及时告诉医生，以便及早发现异常，并给予处理。

六、勇敢面对生产疼痛

孕妈妈分娩时，血压会升高，心率会加快，呼吸频率增加，血糖升高，肌肉变得紧张。孕妈妈分娩时，内分泌系统会发生变化，尤其是垂体—肾上腺皮质系统，使得肾上腺素分泌增加，导致子宫收缩乏力，影响产程的顺利进展。

1. 孕妈妈分娩时心理反应的特点表现

焦虑、恐惧、抑郁是心理最常见的反应。适度的焦虑可提高个体适应环境的能力，而孕妈妈过度焦虑则不利于适应环境，易导致子宫收缩乏力，是增加助产率和产后出血的一个可能因素。

不良的情绪反应可使痛阈下降，加重疼痛。紧张疼痛综合征可使产程延长，同时减少子宫血供，使胎儿缺氧。焦虑、恐惧等不良情绪反应可加重疼痛，疼痛又加重焦虑、恐惧等情绪，形成恶性循环，产妇应正确对待产痛，学会减轻产痛的方法。

2. 学习减轻分娩疼痛的心理疗法

增强分娩信心： 增强分娩的信心，保持良好的情绪，可提高对疼痛的耐受性。

想象与暗示： 想象宫缩时宫口在慢慢开放，阴道在扩张，胎儿渐渐下降，同时自我暗示："生产很顺利，很快就可以见到我的宝宝了。"

有助于放松的方法： 肌肉松弛训练、深呼吸、温水浴、按摩、改变体位。

分散注意力： 看看最喜欢的照片或图片，或读书、看电视、听音乐、交谈等。

呻吟与呼气： 借助呻吟和呼气等方法减轻疼痛。产妇在分娩时不宜大声喊叫。产妇如在分娩时大声喊叫，既消耗体力，又会使肠管胀气，不利宫口扩张和胎儿下降。

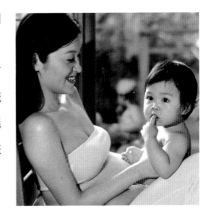

产妇在分娩时正确的做法应该是，要对分娩有正确的认识，消除精神紧张，抓紧宫缩间歇休息，按时进食、喝水，使身体有足够的体力贮备。这样不但能够促进分娩，而且大大增强了对疼痛的耐受力。如果确实疼痛难忍，也可以做如下动作，以进一步减轻疼痛。

深呼吸：子宫收缩时，先用鼻子深吸一口气，然后慢慢用口呼出。每分钟做10次，宫缩间歇时暂停，产妇休息片刻，下次宫缩时重复上述动作。

按摩：在深呼吸的同时，配合按摩效果会更好。吸气时，两手从两侧下腹部向腹中央轻轻按摩；呼气时，从腹中央向两侧轻轻按摩。每分钟按摩次数与呼吸相同，也可用手轻轻按摩不舒服处，如腰部、耻骨联合处。

压迫止痛：在深呼吸的同时，用拳头压迫腰部或耻骨联合处。

适当走动：产妇若一切正常，经医生同意后，可适当走动一下，或者靠在椅子上休息一会儿，或站立一会儿，都可以缓解疼痛。

七、留住宝宝第一次

人生有很多个第一次。新手爸妈可稍做准备，可准备一个 DV，记录下宝宝出生后的每一时、每一刻。

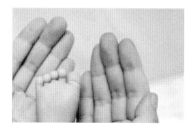

脚、手印：新生儿的小手、小脚是最惹人怜爱的，宝宝的一小步是妈妈的一大步。建议新手父母用红色或紫色的印泥，印画出宝宝最可爱的小手印和小脚印。

胎毛：每个人一生之中只有一次机会可以将胎毛留下，建议新手爸妈将胎毛制成胎毛笔，留下永恒的回忆。

脐带血：脐带血是否贮存视家庭情况和经济条件而定。

八、入院分娩前的物资准备

入院分娩前，孕妈妈要将分娩时所需的物品都要陆续准备好，并把这些东西归纳在一起，放在家属都知道的地方。

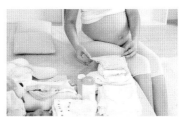

产妇的证件： 医疗证（包括孕妈妈联系卡）、挂号证、劳保或公费医疗证、孕产妇围生期保健卡、计划生育服务证（准生证）等。

产妇入院时的用品： 包括面盆、脚盆、暖瓶、牙膏、牙刷、大小毛巾、卫生巾、卫生纸、内衣、内裤等。要将坐月子所穿用的内衣、外衣准备好，洗净后放置在一起。内衣要选择纯棉制品，因为纯棉制品在吸汗方面较化纤制品优越，穿着比较舒服。

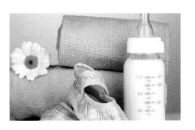

上衣要选择易解、易脱的样式，这样就比较适宜产期哺乳和室内活动。衬衣要选择能够保护身体、方便哺乳的样式。裤子可选购比较厚实的针织棉纺制品，如运动裤，既保暖，又比较宽大，穿着舒适，同时还很容易穿。坐月子洗澡不便，多准备几套内衣，以便换洗。准备专用的洗脸毛巾、洗澡毛巾和10包左右的卫生垫（纸）。

婴儿的用品： 内衣、外套、包布、尿布、小毛巾、围嘴、垫被、小被头、婴儿香皂、扑粉、奶粉、奶瓶、婴儿湿巾等均应准备齐全。宝宝的衣服保暖性要好，对皮肤没

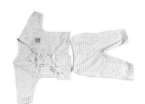

有刺激，质地要柔软，吸水性强，颜色要浅淡，最好选择纯棉制品。宝宝的衣服要适当宽大，便于穿脱，衣服上不宜钉纽扣，以免损伤皮肤。宝宝的各种衣裤都要准备2~3套，便于更换。

食物： 分娩时需吃的点心、饮料也应准备好，最好准备适量的巧克力。

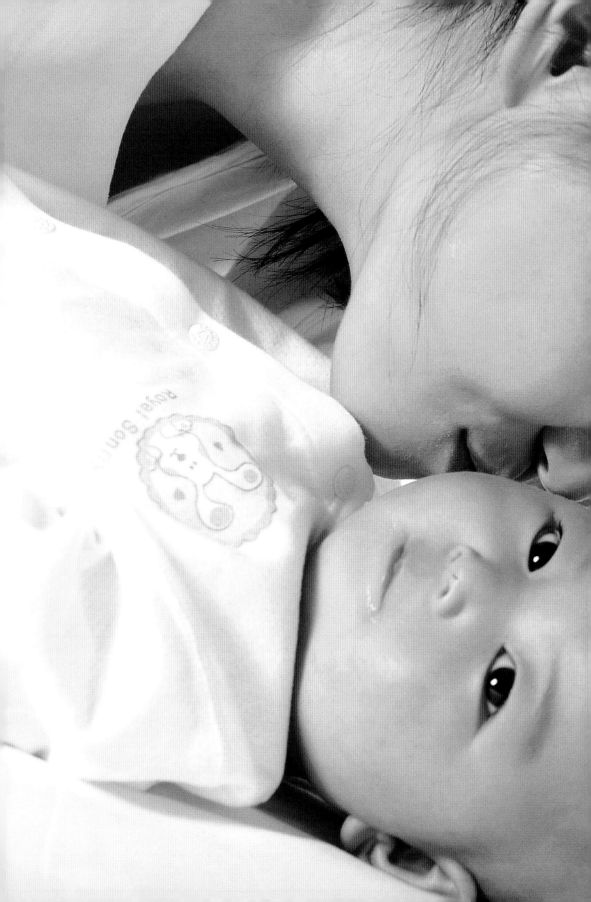

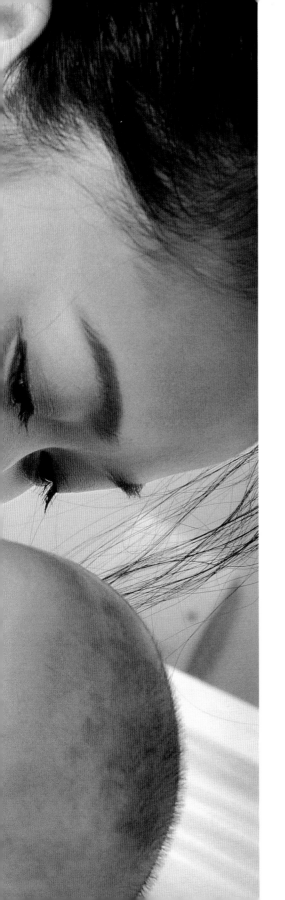

下篇
产后调理

喜极而泣！

历经千辛万苦，我终于当上妈妈啦！

不过，我知道，现在可不是长吁一口气的时候，宝贝的到来，意味着我要同时照顾好宝宝和自己，所以，还是抖擞抖擞精神，准备好迎接新的"战斗"吧！

我的接生医生告诉我，这周我的主要任务是——活血化瘀。

没错，只有顺利地排出体内的恶露和废物，才能让身体更好地恢复，才有精力照顾好宝贝！

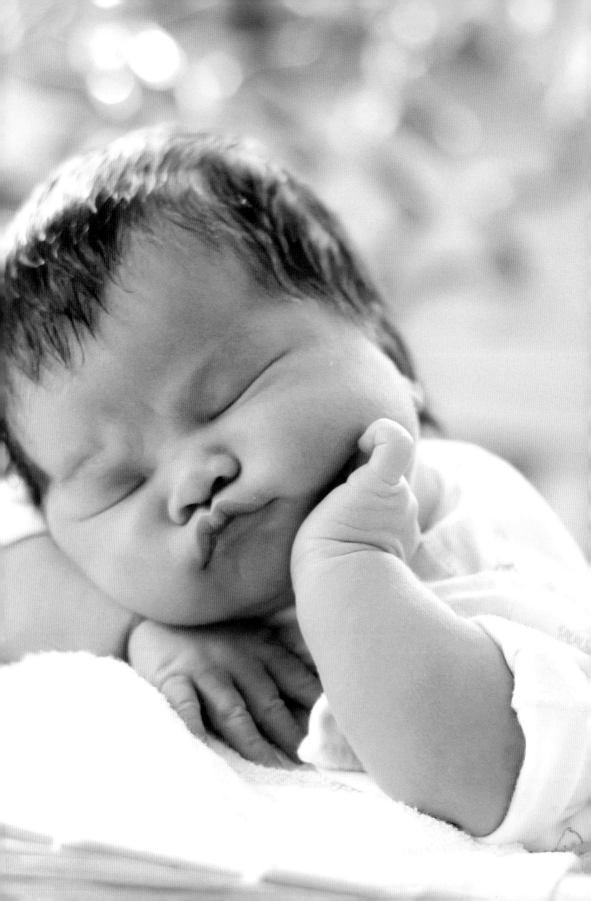

Chapter14　产后必修课：
产后第1周
（第1～7天）

产后第 1 周，你如同你的新生宝贝一样，会面临许多"第 1 次"，如产后第 1 次下床，第 1 次排尿、排便等。这些在普通人看来再普通不过的事情，在产后都成了你的一个个挑战。没事，掌握好窍门，这些事情都是小 case。记住，当你遇到困难时，千万别泄气，看看身边的宝贝吧，来到这个陌生的世界，他所遇到的挑战可不比你少哦。

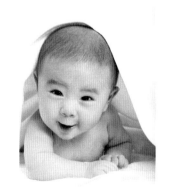

一、新妈妈的身体变化

体温略高： 产后体温一般情况下都在正常范围内，产后第 1 天略升高，但不超过 38℃。

多尿： 产后 2 ～ 3 天会有多尿的情况出现，这是因为妊娠后期母体内贮存大量水分，此时身体正忙着排毒。

开始泌乳： 大约在产后第 3 天，乳汁开始正常分泌，并随着宝宝吸吮而分泌增多。

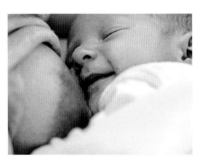

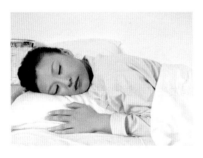

身体疼痛： 自然分娩的新妈妈，会阴缝合处有痛感；剖宫产的新妈妈前 2 天需忍受麻醉药退去后的伤口疼痛，1 周后疼痛将不再明显。

子宫收缩： 子宫在分娩结束时会收缩到脐部以下，腹部可触摸到子宫体，又圆又硬，以后可逐渐恢复到非妊娠期的大小，宫底平均每天下降 1 ～ 2 厘米。在这个过程中，子宫不断收缩，最明显的感觉就是阵发性腹痛，新妈妈腹痛比较明显。

恶露鲜红： 在产后 1 周内，恶露为鲜红色，量比较多。

多汗： 新妈妈出汗多属正常生理现象，出汗是排泄体内水分的主要方式。

排尿、排便困难： 新妈妈产后活动较少，容易发生便秘。再加上分娩时胎儿头部压迫膀胱时间较长，产后腹腔压力有所改变，使膀胱收缩力差，因而容易造成排尿、排便困难。

二、产后第 1 天大小便的挑战

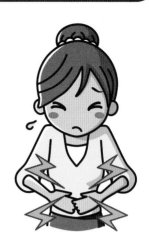

产后几个小时，新妈妈首先要面临的挑战是排泄。排泄问题是女人产后的第一个大问题。

正常情况下，新妈妈在分娩后 2 ～ 4 小时会排尿，并且在利尿药的作用下，产后 12 ～ 24 小时排尿次数会大大增加。如果 4 小时后仍没有排尿，就必须请医护人员协助解决，因为尿液滞留会增加泌尿道感染的概率，且胀满的膀胱可能会使子宫移位，影响子宫收缩，甚至造成产后出血。

产后排尿不顺的原因主要有两种： 一方面是膀胱、尿道因生产而受伤、水肿，新妈妈无法感觉膀胱满了；另一方面是会阴伤口疼痛及腹内压减少，造成产后小便困难或解不干净的感觉。

产后小便困难是一件很难受的事，如新妈妈发生了小便困难可采取以下方法。

采用正确姿势： 新妈妈应尽早自解小便，小便时使用正确的半蹲半立的姿势。诱导排尿　用热水熏洗外阴，或用温开水冲洗尿道周围，或让新妈妈听流水声，以诱导排尿。

刺激排尿： 在小腹正中放置热水袋，以刺激膀胱收缩。

针灸治疗： 可采用强刺激法刺激关元、气海、三阴交及阴陵泉 4 穴。（注：应在专业医师指导下进行。）

药物治疗： 肌内注射新斯的明，助膀胱肌肉收缩。（注：应在专业医师指导下进行。）

导尿： 如上述疗法均无效时，应报告护士，她们会在严密消毒的情况下定时给予导尿，同时新妈妈口服抗生素预防感染，1 ～ 2 天后拔除尿管。产后最初几天，新妈妈几乎都会有便秘的困扰，这是肠道和腹部肌肉松弛的缘故。自然分娩的新妈妈从分娩当天就可以多补充水分和多吃些青菜、水果，以此来改善便秘的情况。

三、产后睡觉的姿势

经历了一场"大战"之后，真想像孕前那样，累极了就在床上摆个"大"字。接生医生告诉你，可千万不要这样做哦！

新妈妈产后的睡觉姿势也是很有讲究的。子宫位置的固定是依靠周围韧带和盆底肌肉、筋膜的张力来维系的。准妈妈怀孕时子宫逐渐增大，这些韧带也随之被渐渐拉长。分娩结束，子宫迅速回缩，而韧带却像失去弹性的橡皮筋一样很难较快恢复原状，并且由于盆底肌肉、筋膜在分娩时过度伸展或有些撕裂，使得子宫在盆腔的活动度增大，很容易随着体位而发生变动。

为防止子宫向后或向一侧倾倒，新妈妈在产后较长时间的卧床休养中，要注意不断地调整躺卧的姿势，即仰卧、侧卧、俯卧交替进行。若身体无异常情况，在产后的第 2 天便可开始俯卧，每天 1 ～ 2 次，每次 15 ～ 20 分钟，以便子宫恢复原来的前倾屈位。

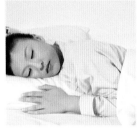 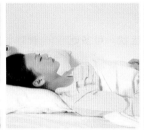 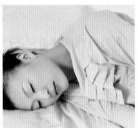

有些新妈妈喜欢将宝宝放在自己的身边睡觉，以便喂乳，这是不妥的。一方面，新妈妈会担心不小心压着宝宝或者弄醒宝宝，以致睡觉时总是很紧张且始终采取一种姿势，从而影响到新妈妈的休息；另一方面，新妈妈的一些"新陈代谢"不利于宝宝的清洁卫生。

接生医生建议，将宝宝放在婴儿床上，并将婴儿床放到新妈妈的床边，这样新妈妈睡卧时便可以采取自由舒适的姿势了。

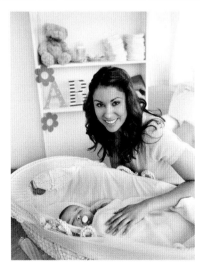

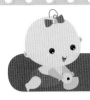

四、本周新妈妈需要的饮食

新妈妈要多吃汤类食物，这样有利于哺乳。乳汁的分泌是新妈妈产后水分需求量增加的原因之一。此外，新妈妈一般出汗较多，体表的水分挥发也大于平时，因此要多喝汤、粥等水分较大的食物。

第1餐可以适量进食热量比较高、易消化的半流质食物，如红糖水、藕粉、鸡蛋羹、蛋花汤等；第2餐可以正常膳食。有些肠胃功能不好的新妈妈在分娩的第一天可食用比较清淡、稀软、易消化的食物，如糕点、面片、挂面、馄饨、粥及煮烂的肉菜，然后再正常膳食。

剖宫产的新妈妈在手术后约24小时肠胃功能才能得以恢复，因此术后应食用流食1天，但忌用牛奶、豆浆、大量蔗糖等胀气食品，情况好转后改用半流食1~2天，再转为普通膳食。个别新妈妈有排气慢或身体不适症状，可多吃1~2天半流食。

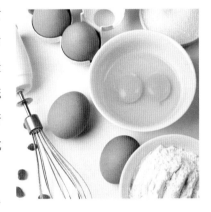

我国北方有产后喝红糖水、喝小米粥、

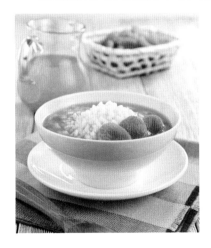

吃煮鸡蛋的习俗，这是很合理的。因为新妈妈在分娩过程中失血很多，需要补充造血的重要物质——铁和蛋白质。红糖含铁量很高；鸡蛋含有很高的蛋白质，但要注意的是，每日食用的鸡蛋量以2~3个为宜，切勿食用过多，以免增加肾脏负担；小米中胡萝卜素、铁、锌、核黄素含量比一般的米、面要高，是新妈妈月子期的好食物。

新妈妈产后体质较弱，抵抗力差，容易引起胃肠炎等消化道疾病，因此产后第一周尽量不要食用寒性的水果，如西瓜、梨等。

五、准爸爸要做些什么

自然分娩的新妈妈，2～3天后即可出院回家，在这一过程中有一大堆琐碎的事情需要家属处理，比如整理衣服、办出院手续、提前在家准备好新妈妈和宝宝休息的场所……家属尤其是新爸爸一定要理顺思路，避免到时候忙作一团。

第1周，新妈妈刚分娩不久，身体正处于最虚弱、最疲惫时期，加上刚出生的宝宝非常需要妈妈的照料，因此对于新妈妈，产后第1周往往是最手忙脚乱的时期。此时新妈妈很容易发生产后抑郁，而疲倦是造成产后情绪低落与忧郁的主要原因之一。新妈妈应合理安排作息，尽快适应新生活，保证足够的休息时间，避免疲劳。

在产后第1周，家属尤其是丈夫应给予妻子心理上的关爱和行动上的帮助，这对消除新妈妈分娩后的紧张恐惧心理以及防止产后抑郁至关重要。同时，新爸爸还要多参与学习照料新生儿，尽量自己多做，让新妈妈少做一些照料宝宝的事。

如果新爸爸不得不去上班，记得上班之前要把母子俩的生活安排妥当，同时一天几个电话是不能少的，一定要让新妈妈感觉到你一直都在身边支持她。

晚上睡觉时，除非妻子很坚决地让你一个人睡，否则一定要守在他们母子身边，即使什么忙也帮不上。

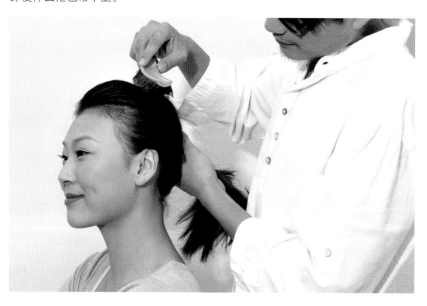

六、剖宫产妈妈护理注意事项

刚刚经历完剖宫产手术，你会感觉身体好像已经不是自己的了，很多事情不能自主。没关系，本周你还在医院里，护士、医生还有家人都会好好照顾你，而你也要积极配合他们哦！

1. 去枕平卧

术后回到病房的新妈妈需要偏向一侧，去枕平卧。这样做的原因是大多剖宫产选用硬脊膜外腔麻醉方式，术后去枕平卧可以预防头痛；侧平卧位时头偏向一侧，还可以预防呕吐物的误吸。

2. 腹部放置沙袋

有时护士会在新妈妈的腹部放置一个沙袋，这样做是为了减少腹部伤口的渗血。此外，护士会按规定每隔一段时间为新妈妈测量血压、脉搏和体温，查看面色，还会观察小便的颜色、尿量的多少、尿管是否通畅等，并将这些情况记录下来。护士还会定时为新妈妈按摩子宫，观察子宫收缩和阴道出血的情况。咳嗽、恶心、呕吐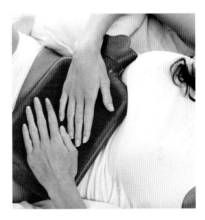时应用手压住伤口两侧，以防缝线断裂。翻身的时候，用一手捂住伤口，另一手抓住床边护栏，利用手部力量翻身（而不是腹部的力量）。

3. 禁食

剖宫产在术后 6 小时内应当禁食，这是因为手术和麻醉药物的影响容易造成呕吐和误吸。同时，分娩后肠道功能受到抑制，肠蠕动减慢，肠腔内有积气，为了减轻肠内胀气，暂时也不应该进食。

4.适当补液

在分娩期，准妈妈体内能量和水分消耗多、产后进食少，这会使血液浓稠，加之孕期血液呈高凝状，故易形成血栓，诱发肺栓塞。自然分娩后的新妈妈，可以适当补充水分和营养剂；剖宫产的新妈妈由于手术的创伤和麻醉药物的影响，术后不能马上进食，因此在术后3天内可适当输液，以补足水分。

5.及时哺乳

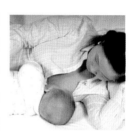

如果新妈妈打算进行母乳喂养，做完手术进病房后就可以开始了。宝宝饿了，护士会把他抱给新妈妈，新妈妈一定要将这最珍贵的初乳喂给宝宝。让护士指导并帮助你在侧卧位的状态下喂奶，可以像抱橄榄球一样把宝宝夹在腋下喂奶，这样做不仅不会压迫到新妈妈的伤口，宝宝的吸吮还可以促进子宫收缩，减少子宫出血，使伤口尽快复原。

七、产后可以立即洗澡洗头吗

传统观点认为，新妈妈坐月子就应该老老实实躺在床上，如果在月子里洗澡，风寒就会侵袭体内，年纪大了就会出现月经不调、身体关节和肌肉疼痛等状况。其实，新妈妈应该在月子里洗澡。因为新妈妈不仅会大量排汗，污染皮肤，同时下身产生的恶露及溢出的乳汁也都会使皮肤变得很脏。长时间不洗澡，一方面会散发出很难闻的气味，另一方面皮肤黏膜上积累的大量病菌会乘虚而入，引起毛囊炎、子宫内膜炎、乳腺炎等，甚至发生败血症，而洗澡就是解决这些问题的基本方法。因此，月子里及时洗澡对新妈妈的健康十分有益。不过，不论是擦浴或淋浴，都要注意以下几点。

1. 洗澡时间

夏天产后 3 天便可擦浴，冬天宜在 1 周后再擦洗。如果产后会阴部无伤口，疲劳已基本消除，在产后 1 周即可淋浴。如果会阴切口大或裂伤厉害，或腹部有刀口，则须等到伤口愈合后才能淋浴，在此期间可以进行擦浴。洗浴时间 5 ~ 10 分钟即可。建议刚开始淋浴时让家属陪伴，以便在需要时得到家人及时的帮助。

2. 洗澡方式

新妈妈洗澡时一定要洗淋浴，切不可盆浴，以免污水进入产道引起感染。如果身体比较虚弱，不能胜任站立洗淋浴，可采取擦洗或坐位淋浴的办法。如果是剖宫产者或行会阴侧切者，则应待体力恢复、伤口愈合后方可洗淋浴，一般可先行擦洗。

3. 室温和水温

新妈妈气血虚弱、抵抗力差，易受邪气侵害，所以产后洗澡应特别注意做到"冬防寒，夏防暑，春秋防风"。洗澡的时候，夏季一般室温就可以，水温 37℃就行，不可用凉水洗澡。否则易患月经不调、身痛等疾病。冬季室温以 36℃ ~ 38℃较为适宜，水温应当在 45℃左右，不宜过高，因为温度过高容易使人缺氧，引起头晕、恶心、站立不稳等症状。

4. 洗澡后不宜吹风受凉

洗澡后应及时把身子、头发擦干，穿好御寒衣服才能走出浴室。头发最好用干毛巾包一下，因湿发在水分挥发时会带走大量热量，头部血管受到冷刺激会骤然收缩，引起产后的头痛病，洗澡后也不能暴露在风口之下，否则风寒之邪会乘浴后开放的毛孔入侵肌肤，引起关节炎等疾病。

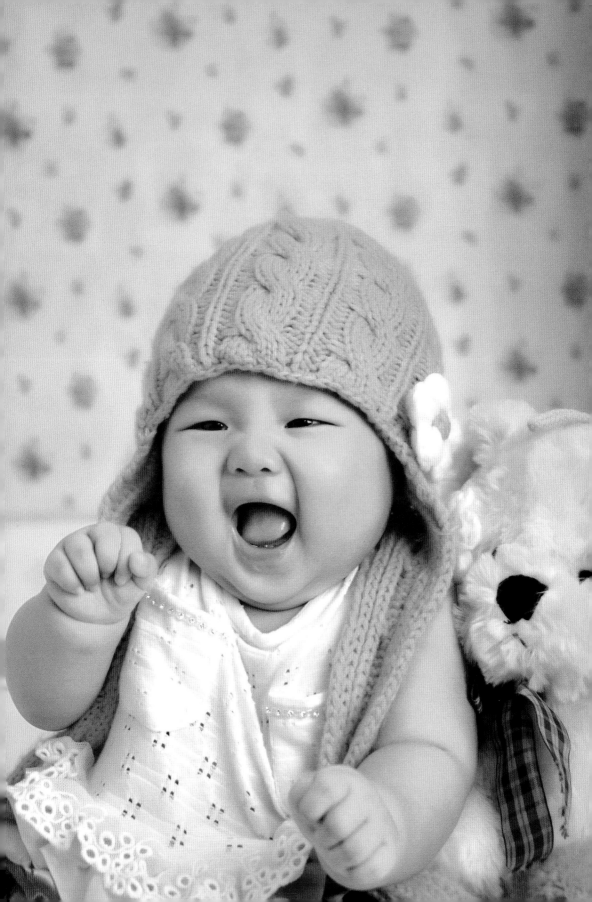

Chapter15　产后必修课：
产后第2周
（第8～14天）

本周是新妈妈身体恢复的关键期，也是月子生活较为难熬的一段时期。一方面分娩后的新鲜感已经过去，距离身体完全恢复的日子似乎还相当漫长；另一方面，新生儿生活尚未形成规律，新妈妈对宝宝的吃日常生活规律依然摸不着头脑，无助感时不时涌上心头。此时，新妈妈要学会自我调节情绪，同时也要坚持科学的生活方式。

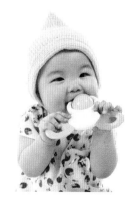

一、让子宫快速复原

子宫要完全恢复健康需要相当长的一段时间，在此期间妈妈要注意精心照料自己的身体，否则就可能出现子宫收缩不良等状况。例如当子宫内尚有血块或残留胎盘时，子宫会被血块填塞，这样会"连累"子宫平滑肌停止收缩，造成子宫收缩不良，有可能会引起大出血。其实，大多数新妈妈生完宝宝后子宫都能顺利恢复。不过，要想恢复得又快又好，还需要新妈妈自己做点"功课"。

1. 及时排尿

产后，医生常常会嘱咐新妈妈尽早排尿，一般应在产后 4 小时小便。这是因为新妈妈由于膀胱受压、肌肉张力降低、会阴伤口疼痛、不习惯于卧姿排尿等原因，容易发生尿潴留，使膀胱胀大，妨碍子宫收缩而引起产后出血或膀胱炎。新妈妈在疲劳消除后第 2 天尽量下床活动，有利于生理功能和体力的恢复，帮助子宫复原和恶露排出。

2. 哺乳刺激

刺激乳头也能帮助子宫收缩，因此不妨在产后让宝宝尽早吃母乳，宝宝频繁地吸吮所产生的反射刺激会使子宫的恢复加快。没有喂奶的妈妈，也可采取按摩乳房或热敷乳房的方法刺激乳头。

3. 讲究卫生

分娩后沐浴对新妈妈来说益处多多。如果是阴道分娩，沐浴不仅能除去外阴伤口周围的细菌，还能促进外阴部血液循环，有利于伤口愈合。如果是剖宫产，及时用热毛巾拭去伤口周围的汗液和污垢，有助于预防伤口感染。

4. 按摩

在产后初期应常按摩子宫底，让子宫受到刺激收缩，可以促进子宫恢复。

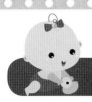

二、保证足够的睡眠

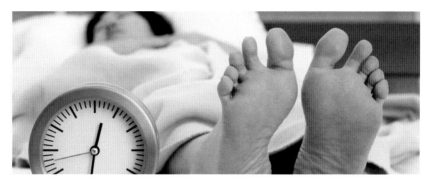

　　新妈妈要想在月子期休养好身体，就要做到劳逸结合，合理安排作息时间。首先要有充分的休息时间，否则新妈妈会感觉疲倦、焦虑、精神抑郁，还会影响乳汁的分泌。一般说来，剖宫产的新妈妈在产后的第6周如果没有什么特殊情况就可以回家休养了。

　　产后两周内为新妈妈子宫收缩最快速的时候。怀孕时准妈妈的子宫被胎儿撑得非常大，一旦生产，子宫成为真空状态，内脏因不再受压迫而变得非常松垮；另外，因地心引力的关系，易造成松垮的子宫及内脏收缩不良，引起内脏下垂，而内脏下垂可能会引起妇科疾病。

　　所以产后2周内，除适当下床轻微活动以外，其余时间最好卧床休息，至少每天保证10小时的睡眠。注意不要一直仰卧，而要经常改变卧位，比如侧卧及俯卧。这样做不但可以防止子宫后倾，而且有利于产后恶露的排出。由于要照顾宝宝，有些新妈妈可能没法连续睡眠满10小时，那么就要

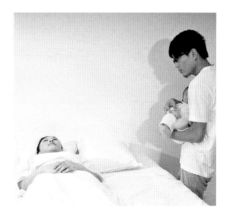

学会把握机会多睡一会儿。不一定要躺在床上休息，下床活动时可在沙发、躺椅上小睡一会儿放松自己，会得到意想不到的效果。还可以在医生指导下做做产褥体操，帮助身体复原。

三、预防产后便秘

牛牛妈做了剖宫产手术，从医院回来的第 4 天就遭遇了便秘。因伤口尚未复原不敢使劲，但不使劲就更加排不出来，那感觉真是难受。

1.为什么产后易发生便秘

造成产后排便困难的原因：

1.产后卧床时间较长，活动量少；胃液中盐酸量减少，胃肠功能减低，蠕动缓慢，肠内容物停留过久，水分被过度吸收。

2.经过妊娠，腹部过度膨胀，使腹部肌肉和盆底组织松弛，排便力量减弱；侧切伤口的疼痛，让新妈妈在排便时更不敢用力。

3.分娩时会阴和骨盆或多或少会受到损伤，通过神经反射，抑制排便动作。

4.饮食结构不合理。新妈妈一般多进食高蛋白而少进食蔬菜、水果，容易造成排便困难。

5.新妈妈下床活动不便，而又不习惯在床上用便盆排便。

6.有的新妈妈 3 ~ 5 天或更长时间不解一次大便，结果造成排便愈加困难，引起肛裂、痔疮、腹胀等多种不良后果。

2.产后便秘，预防是关键

新妈妈如果 2 ~ 3 天未解大便，可以用开塞露塞肛或用肥皂水灌肠；如果便秘持续 3 天以上，一定要请医生进行诊治处理，以防止痔疮的发生。但对于产后便秘，预防才是关键。预防新妈妈便秘，可采取以下措施：适当活动，不要长时间卧床。产后头 2 天，新妈妈应勤翻身，吃饭时应坐起来。自然分娩的健康新妈妈，在产后第 2 天即可开始下床活动，并逐日增加下床时间和活动范围。

绕脐按摩

每天绕脐顺时针进行腹部按摩 2 ~ 3 次，每次 10 ~ 15 分钟，可以帮助排便。

做产后体操

可在床上做产后体操，进行缩肛运动，锻炼骨盆底部肌肉，以促使肛门部血液回流。方法：做忍大便的动作，将肛门向上提，然后放松。早、晚各做 1 次，每次 10 ~ 30 回。

合理搭配饮食

产后新妈妈的主食不要太精细，应适当吃些粗粮以及富含纤维素的蔬菜和瓜果，如生菜、菠菜、韭菜、芹菜等，这些食物消化后残渣多，能够刺激肠蠕动，有利于大便的排出；还要多喝水，可以每天清晨起床后把麻油、蜂蜜调和，用温开水冲服，使肠道得到充足的水分，以利于肠内容物通过。有人认为，新妈妈产后不能吃凉的食物，所以对青菜、水果碰都不能碰，殊不知这样做最容易发生肠燥便秘，是不正确的。

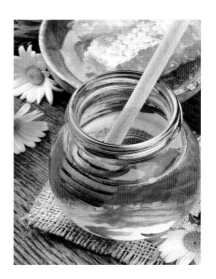

保持心情愉快

平时应保持精神愉快、心情舒畅，避免不良的精神刺激，因为不良情绪可使胃酸分泌量下降，肠胃蠕动减慢。

养成定时排便习惯

有的新妈妈由于害怕会阴伤口疼痛而强忍便意，不按时排便，结果造成大便秘结，这样更会使得会阴伤口裂开。在排便用力时，可以拿消毒纸巾或棉垫向上压住会阴伤口，以减轻疼痛。

四、保证哺乳期妈妈营养均衡

本周是产后食补的第二个阶段。新妈妈的身体通过上一周的调理已基本完成排出废物的任务，现在要开始适当地进行调整了，简单地说，就是缺什么补什么。本周进补任务是补血养气、护肾固腰。

新妈妈产后常会伴有腰酸背痛的症状，建议食用麻油腰花，以减轻腰酸背痛不适。杜仲性温味甘，是疏筋骨和强肾的药材，在炒麻油腰花时可以加入杜仲，以提高效用。

本周适合新妈妈食用的还有以下食物

银耳： 富含膳食纤维的减肥佳品，可滋阴补肾，且帮助妈妈预防产后便秘。

西芹： 富含膳食纤维，常食可有效预防妈妈产后便秘。

牛蒡： 清除体内垃圾，改善血液循环，促进新陈代谢，被誉为"大自然的最佳清血剂"。

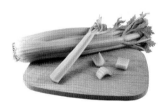

黑豆： 含有丰富的植物性蛋白质及维生素 A、维生素 C、B 族维生素，对脚气、水肿、腹部和身体肌肉松弛者有改善功效。

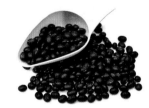

芝麻： 芝麻富含蛋白质、脂肪、钙、铁、维生素 E 等营养素，在制作新妈妈食品时，使用适量的芝麻可改善和提高膳食的营养质量。

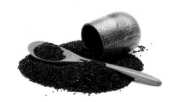

五、剖宫产后如何预防瘢痕

剖宫产手术虽然可以免除分娩的疼痛，不过，术后的瘢痕若处理不好，会成为新妈妈永久的烦恼。因此，如果你是剖宫产，不妨了解以下减少瘢痕的窍门吧。

良好的手术是预防瘢痕的第一要素。现在的剖宫产手术大多由过去的纵切改为了横切。由于横切口平行于皮肤，使用张力松弛线，所以伤口处张力很小，且愈合后不用拆线，瘢痕的发生率也就大大降低了。准妈妈在术前可与医生进行充分的沟通，诉说自己对瘢痕的顾虑，请求医生帮助和指导，使医生了解你的需求，达成默契。保持伤口的清洁，积极预防感染。

术前彻底清洗全身，预防性地应用抗生素；术后勤换药，保持伤口和周围环境清洁干爽，但不要自行换药，以免将异物遗留在伤口处，造成感染、血肿，使创面延期愈合；手术后勤换衣裤、被褥，尤其应注意天天更换清洁的内裤。保证充分均衡的营养。一旦决定剖宫产，新妈妈在产前或产后都要加强营养，多食瘦肉、鱼、蛋、奶以及新鲜的水果和蔬菜，以补充蛋白质、多种维生素和锌、铁、钙等微量元素，丰富均衡的营养能有效促进伤口愈合。

伤口愈合后局部加压预防瘢痕。拆线后立即用硅胶弹性绷带或弹性网套等敷料加压包扎，可有效地预防瘢痕的产生。这是因为通过持续加压可造成瘢痕局部缺氧，从而抑制瘢痕生长。避免剧烈活动，减少局部刺激。

拆线前后应该避免剧烈活动，避免身体过度伸展或侧屈；休息时，最好采取侧卧微屈体位，以减少腹壁张力。此外，还要避免摩擦和长时间日光照射伤口等慢性刺激。

积极治疗慢性疾病，营养不良、贫血、糖尿病等症不但不利于伤口愈合，还会促使瘢痕产生。适当采用蜡疗、磁疗、超短波等方法，对瘢痕会有一定预防作用。

六、剖宫产新妈妈哺乳姿势

对于自然分娩的新妈妈，喂奶姿势是怎么方便怎么来，不过对于剖宫产恢复期的新妈妈来说，哺乳姿势可要讲究了。因为这段时间，你既要给宝宝喂奶又要保护脆弱的手术伤口。

1. 橄榄球式抱法

宝宝如果衔乳困难，或是喜欢弓背、来回扭动、频繁松开乳房，可以尝试采用这种抱法喂奶。橄榄球式抱法可让宝宝腰部自然弯曲，有助于那些习惯于肌肉紧绷的宝宝更好地放松。身体放松了，就能更好地衔乳。橄榄球式抱法的具体步骤如下。

新妈妈端坐在床上或舒适的扶手椅上，身侧放一个或多个枕头，或在身体和椅子扶手间塞进一个枕头。

在宝宝身下垫上枕头，顺着喂奶的那边抱起，宝宝的头部高度达到新妈妈乳房的高度。

用手托住宝宝的脖子，让他的腿朝下斜置，靠在支持妈妈背部的枕头或椅背上。避免托住宝宝的后脑勺，否则会刺激宝宝弓起身体脱离乳房。确定宝宝没有用脚蹬椅背，那样会导致其弓起背部。

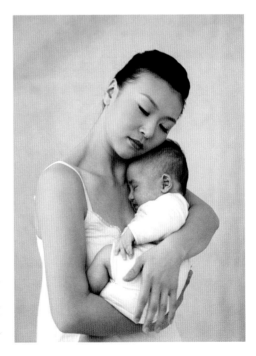

妈妈用手臂的力量将宝宝拉近自己。宝宝能很好地吸吮时，可以在宝宝和妈妈抱着他的手之间插一个枕头，帮助宝宝保持贴近妈妈的姿势，而妈妈就可以放松向后靠了。妈妈要避免探身前倾到宝宝上方。

这种姿势对个头小或是早产的宝宝也很有用。用这种抱法，妈妈可以清楚地看到宝宝衔乳的情形，同时妈妈托住宝宝脖子的手可以很好地控制他的头部动作。

2. 侧卧抱法

侧卧姿势对夜间哺乳及午睡哺乳非常适用，但刚开始母乳喂养的时候，侧卧姿势并非最好的选择，因为这个姿势使新妈妈不易于调整宝宝的头部，引导衔乳。最好在宝宝养成了良好的衔乳习惯之后，再使用侧卧姿势。当然，如果由于身体原因必须躺着喂奶，则另当别论。侧卧抱法的具体步骤如下。

宝宝和新妈妈面对面侧身躺着。为了让这个姿势更舒服，新妈妈可以在头下放两个枕头，背后放一个，上面的腿下放一个，宝宝背后也塞一个枕头。

让宝宝面向新妈妈，侧身躺在新妈妈的臂弯里（如果新妈妈还处于剖宫产恢复期，需要有人帮助调整宝宝的位置，使宝宝的嘴巴对上新妈妈的乳头），新妈妈用一只手轻轻抱住宝宝的腰背部。

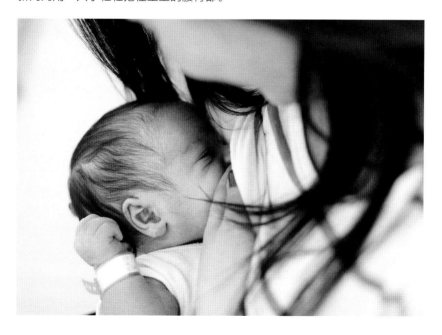

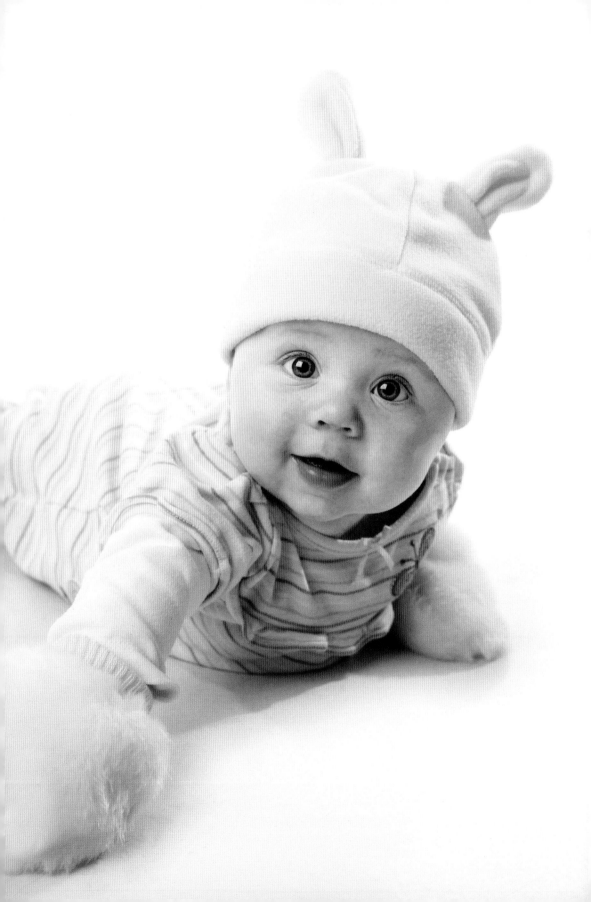

Chapter16　产后必修课：
产后第 3 周
（第 15 ~ 21 天）

　　不少新妈妈随着身体的复原，对自己的约束也渐渐放松了。虽说现代坐月子不主张传统方式那样立那么多禁忌，但产后身体的恢复毕竟不是一朝一夕的事情，就算基本得到恢复也仍需要小心呵护。

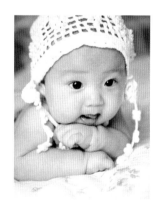

一、产后新妈妈的身体变化

不少新妈妈随着身体的复原，对自己的约束也渐渐放松了。产后身体的恢复毕竟不是一朝一夕的事情，就算基本得到恢复也仍需要小心呵护。该坚持的依然要坚持，该避免的还是要避免。以下为新妈妈要遵守的"四避"。

1. 避风

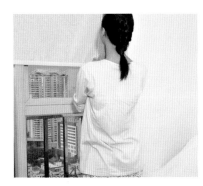

天气不是很炎热时，新妈妈在月子里一般要穿长裤和长袖上衣，用围巾裹头，没有特殊情况不出门。这对女性来说是一个巨大的体力消耗过程，产后虚弱，免疫力低下，稍有不慎就会被传染上疾病。闭门不出，减少与公共场所的灰尘、细菌、病毒接触，有利于预防疾病。但避风也要适当，虽然新妈妈的居室不能有对流风，但适当的空气流通、保持空气新鲜还是必要的。

2. 避客

我国不少地方有在大门上挂红布条表示家里有新妈妈，谢绝外人来访的习俗，这有一定的好处。因为新妈妈身体虚弱，加之夜间要频繁哺乳、照顾宝宝，需抓紧时间适当多休息；宝宝神经功能尚未发育完全，稍有响动易受到惊吓，所以月子里谢客，避免打扰、噪声，降低感染疾病的概率，对母婴都是一种关心和爱护。

3. 避免性生活

有些地方的女性坐月子时常由母亲或婆婆陪床睡觉，其意在使其丈夫夜间回避。这样不仅可以对母婴进行较好的照顾，也可以避免新妈妈还没完全复原的身体受到损伤。

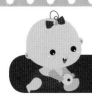

二、新妈妈绝不能偷懒

本周恶露虽然减少了，不过还是要特别注意清洁卫生。勤洗身体以及外阴处、勤换洗衣物，会让新妈妈身体处于健康的状态，同时，清洁会给新妈妈带来好心情。

1. 全身的清洁

新妈妈很易流汗，所以要常擦拭身体（代替沐浴）以保持干爽舒适，但最好不单纯用水，而是用水与酒精混合在一起擦拭。

2. 脸部的清洁及保养

洗脸及刷牙无须用酒精或盐，只用温开水即可，为预防头风或头痛绝不能用冷水。另外，脸部的清洁保养可以使用适合自己肤质的洗面乳及保养品。

3. 局部的消毒

用柔软的纱布或棉布蘸上清水、洁尔阴或高锰酸钾水清洗外阴和肛门，注意清洗时要从前向后，以防伤口感染。腹部伤口需用 75% 的酒精或碘伏清洗，清洗完毕后注意保持干燥，盖上消毒纱布，预防伤口感染。

三、为宝宝而调整饮食

哺乳的新妈妈在饮食方面，除了要摄入有益身体恢复的食物外，还要兼顾宝宝的营养。妈妈的饮食须根据宝宝的需要而做出相应的调整。

1. 均衡摄入各种营养素

新妈妈不仅要补充由于怀孕、分娩所耗损的营养储备，还要保证乳汁分泌，承担起哺育宝宝的重任，因此，哺乳期的合理膳食对新妈妈是非常重要的。从第3周开始至哺乳期结束，新妈妈一定要保持充足的营养。在选择食物时，要做到品种多样、数量充足、营养全面，以保证宝宝与新妈妈的身体健康。应适当增加各种营养素的摄入量，尤其是蛋白质、钙、锌、铁、碘和 B 族维生素，并要注意各营养素之间的合适比例，如蛋白质、脂肪、糖类的供热比应分别为 13% ~ 15%、7%、58% ~ 60%。

2. 开始吃催奶食物

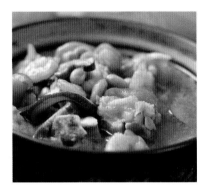

宝宝半个月以后，胃容量增长了不少，吃奶量与时间逐渐规律。新妈妈的产奶节律开始渐渐与宝宝的需求合拍，反而觉得奶不胀了，不少新妈妈会因此认为自己产奶不足。其实，如果宝宝尿量、体重增长都正常，两餐之间很安静，就说明母乳是充足的。如果新妈妈担心母乳不够，这时完全可以开始吃催奶食物了，如鲫鱼汤、猪蹄汤、排骨汤、黑鱼汤等都是很好的催奶汤品，也可服用催乳的药膳。

3. 脂肪不可少

脂肪是人体重要的组成部分，在人体营养中占重要地位。产后的脂肪摄取量与乳汁的分泌有密切关系，对宝宝身体成长也有重要的意义。如果脂肪摄取不足，就要动用新妈妈体内储备的脂肪，长期下去，对宝宝和新妈妈都有负面影响。要知道，新妈妈体内的脂肪有增加乳汁分泌的作用，而宝宝的发育及对维生素的吸收也需要足够的脂肪，特别是不饱和脂肪酸，对新宝宝的大脑中枢神经的发育特别重要。而新妈妈饮食中的脂肪含量及脂肪酸组成会影响乳汁中的这些营养的含量，因此新妈妈的膳食中必须有适量的脂肪来保证自己和宝宝的身体需求。

4. 根据宝宝大便情况及时调整饮食

母乳成分发生变化时，婴儿的大便性状会相应发生改变。比如乳母吃了豆制品，易胀气、排气多，婴儿就会排气多，且大便呈稀黄水样；若乳母进食过多甜食，糖类在婴儿肠内发酵产气，婴儿大便则泡沫多且酸味重，此时妈妈要控制甜食摄入。

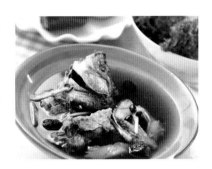

5. 摄入足量的蛋白质

月子里要比平时多摄入一些蛋白质，可从动物性食品中摄取，如鸡蛋、肉类、鱼类等，这些食物可提供优质蛋白质，豆类食品及其制品也能提供质量较好的植物蛋白质和钙，应充分利用。新妈妈每天摄入的蛋白质应保证有 1/3 以上来自动物性食品，其余蛋白质可从豆类食品中摄取。主食力求丰富。新妈妈膳食中的主食不能单一，更不能只吃精米、白面，应该粗细粮搭配，并适当调配些杂粮，如燕麦、小米、红豆、绿豆等。这样做可保证各种营养素的供给，使蛋白质起到互补作用，提高蛋白质的营养价值。蛋白质摄取量要足够，但也不可过量，不然会加重肝肾负担，还易造成肥胖，反而对身体不利，一般每天摄入 100 克左右的蛋白质就可以了。

四、宝宝不吃奶粉怎么办

母乳对于宝宝来说，是任何食物都不可超越的最佳食品。很多新妈妈都面临母乳不足的情况，怎样才能改变这种状况呢？以下是增加母乳分泌的十大秘诀。

1. 增加喂奶次数

要增加泌乳量，乳房需要更多来自宝宝的刺激。如果新妈妈的泌乳量不够多，就需要增加喂奶的次数，至少每 2 小时喂 1 次。白天宝宝如果睡觉超过 2 小时，就唤醒他吃奶；晚上也至少唤醒宝宝 1 次，多喂 1 次奶。两侧乳房轮流喂哺。

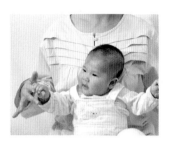

两侧乳房要轮流喂哺，如是从右侧开始，在适当的时候就要换到左侧，过一会儿再换回右侧。两侧轮流喂哺可以促进乳汁分泌，并且还可以预防乳头皲裂、乳汁淤积或乳腺炎等疾病。

2. 加倍喂奶

在宝宝吃饱喝足之后，不要立即放下让他睡觉，而要再抱一会儿。用 10 ~ 15 分钟抱着他或直立地背着他，让他保持清醒，并让他肚子里的气泡排出来。这样一来，宝宝肚子里又有空间了，此时可再来一轮喂奶，让他吃饱。

3. 保持心情舒畅

保持心情舒畅，对于成功母乳喂养非常重要。焦虑会妨碍乳汁的泌出，即使身体产生了母乳，乳汁也无法顺畅地流出来。

4. 想象泌乳反射

想象乳汁分泌的过程，能让大脑与乳房之间的情感连接更加紧密，从而促进乳汁的分泌。按摩刺激泌乳反射。 如果是自己按摩，要充分了解按摩的原则和方法，不要强行按摩；如果是请别人按摩，则一定要请技术熟练的专业按摩师

五、可以开始进补中医药膳

新妈妈可以根据自己的体质，用中药进行调养，以增强体质。在应用药膳进补前，最好咨询一下中医并进行相关检查，因为中药的性能、功效及适应证各不相同，应辨证进补，根据体质对症用药。

莲子

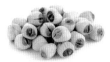

莲子是一种药食两用的佳品。新妈妈易出现的心烦心悸、失眠多梦等症状，都可以通过服用莲子来改善。对于胃肠虚寒引起的大便多、泻下清稀也很适用。但有便秘者慎用，因为莲子具有收涩的作用，所以在产后恶露未净之前最好少吃，产后第3周以后可适当食用。

三七

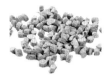

中药书籍记载：三七有活血止血、化瘀止痛的作用，常用于人体各种出血症，如吐血、便血、崩漏等；各种瘀滞疼痛、跌打损伤，尤其长于止痛。云南白药的主要成分是三七粉。据药理实验：三七对动物有强心作用，能扩张血管，增加血流量，降低血压，降低胆固醇，还能使动物血凝时间缩短，达到止血目的。

黄芪

黄芪具有增强机体免疫力、促进机体代谢的作用，还可补气升阳、益卫固表、托毒生肌、利尿消肿。

当归

当归是女人常用的药材，具有补血、活血、调经、止痛、润肠的功效，适用于血虚体弱、头晕、心悸、唇甲苍白、产后腹痛、便秘等症。

六、学习当一个合格的奶爸

做新爸爸了，在享受小宝宝带给你欢乐的同时，不要忽视了你身边的妻子。看着身心俱疲的她，你应该发挥潜能，成为"超级奶爸"。

1. 成为卫生护理员

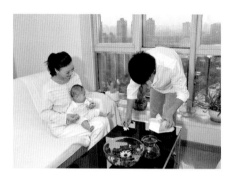

月子里新妈妈的卫生对体质的恢复很重要，丈夫要帮助妻子做好以下几件事：每天洗脸、勤梳头、勤刷牙。另外，新妈妈排汗量大，应该勤换衣裤、常洗澡。

2. 成为作息管理员

作为家中的"顶梁柱"，新爸爸要主动承担家务劳动，担负起照顾小宝宝的任务，当然，也可以请家里其他成员帮忙照料，使妻子得到充分的休息。另外，丈夫要安排好亲朋好友的来访事宜。

3. 耐心陪练

要鼓励新妈妈尽早下地活动。自然分娩后6小时、剖宫产后48～72小时，新爸爸即可陪新妈妈下床扶着栏杆做轻微活动。

4. 亲子行动

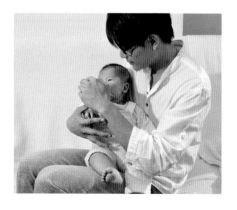

新爸爸可以亲自动手喂哺婴儿，和婴儿做小游戏，为宝宝布置多彩空间，给宝宝洗澡和清洗衣物。这样，不仅体现出你对妻子的关爱，还增加了和宝宝亲近的机会。

5. 克制欲望、关爱妻子

真正的爱，表现为体贴和理解。妻子因产后激素水平的变化，加之料理家务、照顾婴儿的负担，性欲可能会由此降低。丈夫应该体贴、尊重、理解妻子，克制自己的欲望。产后的 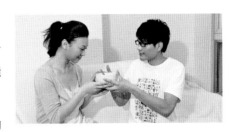 新妈妈因体内激素水平变化可能变得感情脆弱，动辄哭泣、发脾气，丈夫应该多倾听妻子的感受，多抽时间陪伴妻子，哪怕一个充满爱意的眼神、一句甜蜜的话语、一个亲切的拥抱也会加深你们的爱情。

七、坚持凯格尔训练

进行凯格尔训练，首先要找到耻骨尾骨肌。耻骨尾骨肌在双腿之间，当你收缩阴道时就可以感受到这两块肌肉的存在。在确定肌肉的位置之后，便可以进行练习。

在无人时，仰卧在床上，将1个手指轻轻插入阴道，尽量将身体放松，然后主动收缩肌肉夹紧手指，在收缩肌肉时吸气，你能够感到肌肉对手指的包裹力量；当放松肌肉时，呼气。重复以上动作10次，每次肌肉持续收缩3秒钟，然后放松3秒钟。等到熟练后，可以不需要借助手指来练习放松和收缩肌肉。坚持下来，你会收到意想不到的效果。

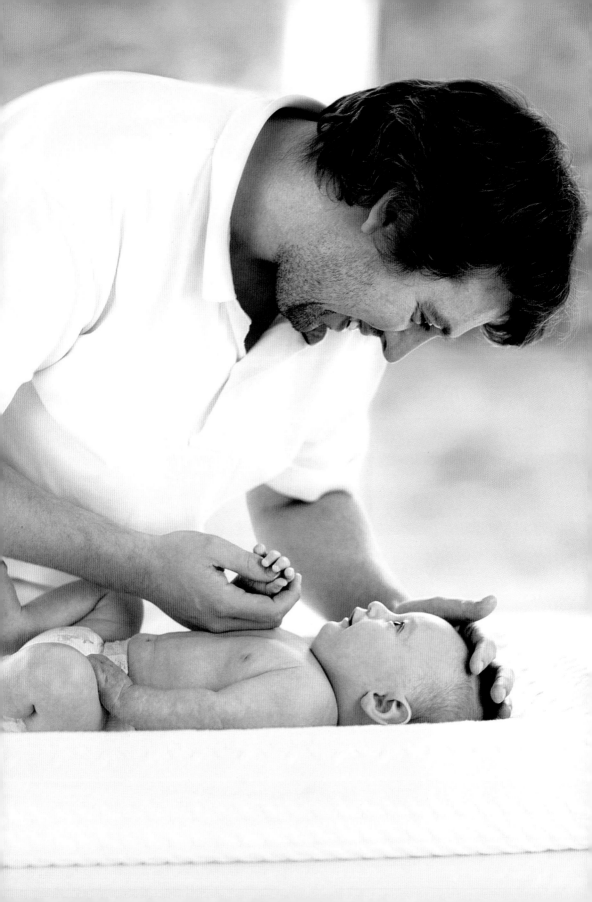

Chapter17 产后必修课：
产后第4周
（第22～30天）

经过近1个月的调养，我感觉身体已经恢复得差不多了。周末阳光灿烂、微风徐徐，我精神大好，带着宝宝外出。推着婴儿车来到附近的公园里，小鸟儿在欢唱，宝宝似乎也很兴奋，小手挥舞着，一直没有哭闹，最后还安静地睡着了。

宝宝，你看吧，世界多美好啊！然而，对于妈妈来说，世界因为有你而变得更美好！

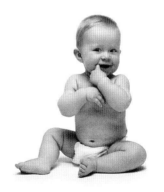

一、恢复身段的小细节

在家憋了大半个月，终于可以出去透透气了。可是，镜子里那个臃肿的自己实在让人有些泄气。身材就是这样，要变差很容易，要变好却很艰难。新妈妈要想重新找回好身材，就得从生活的点滴做起。

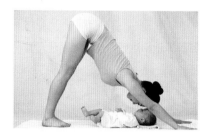

1. 对比孕前适当调整

怀孕的时候由于腹部肌肉变弱，孕妈妈的骨盆会因为向前倾而引发背痛以及肩胛骨与背部下方肌肉的疼痛。而产后，随着新妈妈营养和运动量的增加，这种状况都能逐渐改变。新妈妈要根据自己怀孕前的正常姿势与怀孕期间所造成的非正常姿势做对比，确定哪些姿势是需要调整的。

有些新妈妈经过一段时间的调养和锻炼，唯独小肚子依然"久攻不下"。这主要与新妈妈抱宝宝的姿势有关。怀孕中后期的时候，胎儿的重量把新妈妈向前牵拉，这时必须微微向后靠来保持平衡，而分娩之后，有些妈妈还是习惯性后靠，尤其是抱宝宝的时候，不知不觉保持往后靠的姿势，在这种情况下，小肚子当然越来越突出了。因此，妈妈抱宝宝时，要尽量调整自己的姿势，不要往后靠。

2. 注意保持正确的姿势

为了美好的体态，在生活中要注意保持以下正确的姿势。

站立的时候，将体重均匀地分配在双脚上，维持膝盖的柔软度，使它们不会因站直而僵硬。

收缩腹部，并将臀部向内与向下收缩，有助于矫正骨盆的姿势；将肩膀往下并向后压，同时伸长脖子和背部，收缩下巴。

一个人的姿势虽然主要受反射神经控制，但也会受到疲劳、肌肉的衰弱与心情的影响，所以产后要保持良好的心情，注意休息，使身体尽快恢复。

二、催乳好时机

产后第 4 周，新妈妈身体的各个器官都在逐渐恢复到孕前状态，需要更多的营养来帮助运转，以尽快提升元气。无论是否需要哺乳，新妈妈进补都不可掉以轻心，本周可是产后恢复健康的关键时期。

如果新妈妈感觉母乳不太足，可以根据本书上文介绍的催乳方式进行催乳。新妈妈还应养成每日喝牛奶的好习惯，多吃新鲜蔬菜、水果，既能让自己奶量充足，又能修复元气，且营养均衡不易发胖。通常新妈妈分娩后体重会增加，许多新妈妈为了恢复产前的苗条身材，产后便马上开始节食，这样做不但有损身体健康，而且对哺乳不利。因为新妈妈这个时候身体还没有恢复到孕前的良好程度，还需要补充一定的营养和热量，如果盲目地节食，回避热量的摄取，不仅会使身体变得虚弱，而且会减少乳汁的分泌。

因此，这一阶段仍要注意营养的吸收和食物的搭配，保证身体必需的热量，即每天保证摄入约 12000 焦耳的热量。

根据体质跟进营养，中医把人体分成平和体质、阳虚体质、阴虚体质、痰湿体质、湿热体质、气郁体质、气虚体质、血瘀体质、特禀体质 9 种。新妈妈在进补时，如果能根据自己的体质特点来进行，效果会更佳。下面是平和体质、阳虚体质和阴虚体质这 3 种最常见体质的营养方案。

1. 平和体质妈妈

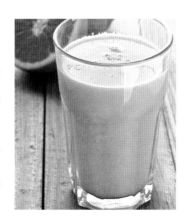

平和体质特点：不热不寒，不特别口干，身体状况良好。饮食方案：对于平和体质的新妈妈，饮食上比较容易选择，可以食补与药补交叉。如果补了之后口干、口苦或长痘，就停一下药补，可以吃些降火的蔬菜，也可喝纯橙子汁或纯葡萄汁，但要注意果汁的温度一定要温热，不能喝冰的。

2. 阳虚体质妈妈

阳虚体质特点： 面色苍白，经常会怕冷或四肢冰冷，口淡不渴，大便稀软，总有尿频的现象，痰涎清，涕清稀，舌苔白，平常容易感冒。

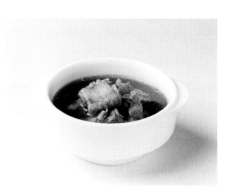

饮食方案：阳虚体质的妈妈可以食用一些温补的食物或药补，如麻油鸡、烧酒鸡、四物汤、四物鸡或十全大补汤等，以达到养血补气的目的。补充营养时不能太油，以免腹泻。食用水果时不要吃寒凉蔬果，如柚子、梨子、阳桃、橘子、番茄、香瓜、哈密瓜、西瓜、木瓜、葡萄柚等，但是可以吃些荔枝、龙眼、苹果、草莓、樱桃、葡萄等热性或温性水果。

3. 阴虚体质妈妈

阴虚体质特点: 面红目赤，怕热，四肢或手足心热，经常口干或口苦，大便干硬或便秘，痰涕黄稠，尿量少，色黄赤、味臭，舌苔黄或干，舌质红赤，易口破，皮肤易长痘疮或痔疮等症。饮食方案：滋补的食品注意不要太热，如可以吃些山药鸡、

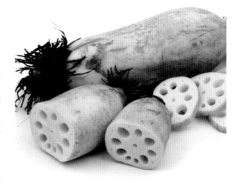

黑糯米、鱼汤、排骨汤等。蔬菜类可选丝瓜、冬瓜、莲藕等；汤类可以选择如木瓜鱼尾煲花生汤、章鱼花生煲瘦肉汤、通草北芪煲猪脚；水果不适合吃荔枝、龙眼，可少量吃些柳橙、草莓、樱桃、葡萄。

三、不要落下眼痛的病根

十月怀胎及分娩的劳累，加之产后哺乳，新妈妈会感到身心疲惫，因此坐月子期间，新妈妈的主要任务是休息和适当活动。如果在这个时期用眼过度，新妈妈很容易落下眼痛的毛病。

1. 新妈妈不宜多看电视

新妈妈在月子里应注意休息，要适当控制看电视的时间，否则眼睛会感觉疲劳。连续观看电视的时间不要超过 1 个 小时，在观看过程中，可闭上眼睛休息一会儿或起身活动一下。电视机的高度要合适，以略低于水平视线为宜。新妈妈要与电视机保持一定距离，最佳距离为电视机屏幕对角线长度的 5 倍，以减轻眼睛疲劳。最好不要把电视机放在卧室内，不要边哺乳边看电视，否则会减少母亲和宝宝感情交流的机会，对宝宝大脑的发育很不利；在观看电视时，母亲往往被电视情节所吸引，也会影响乳汁的分泌。

2. 新妈妈不宜过多看书或织毛衣

有的新妈妈，尤其是职业女性，由于平时工作和家务十分紧张，很少有空余时间，于是就在产前准备了大量的书籍或毛线，想充分利用月子期多学点儿东西或织点儿毛衣。但看书需要长时间盯着书本，会使眼睛过于疲劳，时间一久就会出现看书眼痛的毛病。织毛衣也是如此，不但会使眼睛疲劳，而且由

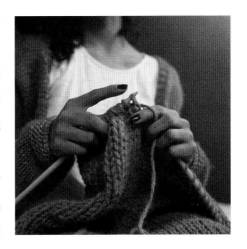

于必须长时间采取坐位，因此会影响颈项、腰背部肌肉的恢复，引起腰背疼痛。所以，新妈妈在月子期不宜多看书或织毛衣。

四、熟练地换洗尿布

　　洗尿布是做新爸爸的一件日常工作，也是育儿的一项主要内容。对于男人来说，帮宝宝换尿布已实属不易，更别说洗尿布了。可是，看看你的妻子吧，不但身体还在恢复的过程中，同时还要哺育宝宝，所以，比起妻子来，承担起换洗尿布的工作又算得了什么呢？

　　换洗尿布，首先要克服抵触感，不要有惧怕心理，慢慢地一切将变得很自然。

　　此外，请掌握以下方法和环节。

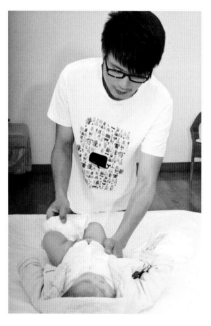

　　首先，新生儿的尿布在每天大小便后均要清洗。最好是用一块清洗一块，为省事也可将尿布集中起来清洗，但大小便尿布要分开洗，并且一次不能洗得太多，以免洗不干净。

　　清洗小便的尿布时，可先用清水（最好是热水）浸泡片刻，再清洗 2 ～ 3 遍，拧干后，再用开水烫一遍。

　　如果是有大便的尿布，先用凉的清水和刷子将尿布上的大便洗刷掉，再用中性肥皂擦在尿布上，放置 20 ～ 30 分钟；接着用开水冲烫，待水冷却后再搓洗干净，以尿布上无大便的黄色痕迹为准；最后用清水冲洗 2 ～ 3 遍，以便将残留在尿布上的肥皂冲洗干净，避免对新生儿皮肤的刺激。

　　尿布洗干净后，最好放在太阳下晒干，既可使尿布干爽，又可达到消毒杀菌的目的。若条件不允许，如遇到梅雨天或无条件晾晒，不可用炉火烘烤，以防止尿布返潮刺激皮肤；可用熨斗烫干，这样尿布不易返潮，较为干爽舒适，又可达到消毒的目的。

　　将清洗晾干的尿布依次叠好，放在便于取拿的地方，以备尿布的更换。

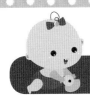

五、学会安抚宝宝

　　每天公司和家两头跑的新爸爸偶尔忙里偷闲带一次宝宝，谁知小宝宝偏偏不给面子，即使抱在怀里也依然哭闹不休，做爸爸的坐也不是，站也不是，惶然不知如何应对。此时，将小宝宝顺手交给一旁的新妈妈，也许是最省事的办法，不过，如果你不想就此轻易放弃和宝宝亲密相处的机会的话，那么还是来学学这些安抚技巧吧！

1. 让宝宝吮吸手指

　　如果不清楚宝宝哭闹的原因，将自己的手指给宝宝吮吸不失为一个最简单有效的安抚方法。几个月的宝宝有着强烈的吮吸需要，并且吮吸也是宝宝自我安慰的一种有效方式。通常将手指伸到宝宝嘴边，宝宝都会条件反射似的停止哭闹，转而津津有味地吮吸手指。不过，

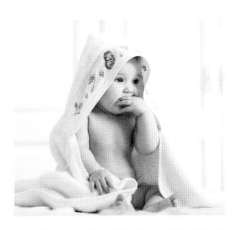

将手指伸进宝贝嘴巴的时候，切记要保证手指干净，并且指甲朝下，以免指甲盖伤到宝贝的上腭。也可以采用颈部偎依法。让宝宝偎依在你的颈部，使他的头靠在你的下巴下面。小宝宝的听觉不但凭借耳膜，还可以通过头盖骨的振动。如果你抱着宝宝，让他的头靠在你的喉部，轻轻给他哼唱小曲儿或儿歌，低沉的男音所带来的缓慢、明显的振动，很快就能让宝宝入睡。颈部偎依法还有一个吸引宝宝的地方，就是他能感受到你呼吸时喷在他头顶的热气。经验丰富的妈妈都知道，有时候对着宝宝的脸部或头部呼吸，可以让宝宝安静下来，她们称之为"魔力呼吸"。

2. 温暖的胸膛

　　还有一种爸爸擅长的安抚方法，就是让宝宝贴身趴在自己的胸膛，一只耳朵

贴在心脏部位——你心跳的节奏加上呼吸时胸膛的起伏，都会让宝宝很快进入梦乡。橄榄球式抱法。

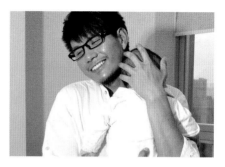

像抱橄榄球那样抱着宝宝，使宝宝肚子朝下，趴在你的前臂上，头部枕在你的肘弯里，两腿分在你的手两边。牢牢抓住尿布区，前臂和手掌贴住宝宝的小肚皮。我们也称这样的抱法为"腹绞痛抱法"。比起妈妈轻柔的抚摸及无力的手臂，父亲的大手及有力的臂膀更胜一筹。让宝宝感受"飞翔"。几乎所有的宝宝天生就喜欢被轻轻摇晃，因此，当宝宝哭闹时，可以让小宝宝躺在爸爸强健的肘弯里，或者放在汽车座椅、摇篮里，轻轻地摇晃，让宝贝体验"坐飞机"的奇特感觉，这是摆脱宝宝哭闹的有效方法之一。让小宝贝"坐飞机"是一件一举两得的事情，既抚慰了哭闹的小宝宝，又让小宝宝在被摇晃的过程中被动地得到锻炼。

3. 兜着宝宝

使用婴儿背巾一类的吊兜，尽可能多地将宝宝兜在身上，让宝宝适应你走路的节奏、说话的声音。具体做法是将宝宝放入吊兜，让他的头靠在你裸露着的胸膛上，耳朵贴住你的心脏部位。这样做还能讨得妻子的欢心哦！女人看到自己的爱人如此感性地照看她的孩子，一定会感动不已。

吸引宝宝的眼球。变换说话的声调、拍手、跺脚、咂舌、敲打宝宝附近的家具等，这些不同寻常的响声可以有效地吸引宝宝的注意力，让哭闹的宝宝很快安静下来。对着宝宝做鬼脸，将东西放在头顶，故意让它坠落，然后假装很沮丧地将它捡起来，再让它坠落，如此反复。让宝宝看到爸爸平时难得一见的笨拙可笑的模样，一定会带给他很多意想不到的快乐。爸爸的演技即便不怎么样，也要尽量将每个动作做得夸张、怪异，这样才能更加有效地吸引并安抚哭闹的宝宝。

六、出现一侧涨奶怎么办

随着身体组织的恢复，新妈妈的目光开始聚焦在新生儿的哺育和自己的外貌上来。

所以，本月的话题也会围绕着这两个方面进行：育儿和美丽。

有些新妈妈常常出现一侧乳房奶水充足，而另一侧较少的情况，这多半是因母亲喜欢让宝宝先吃涨奶的一侧乳房，当宝宝吃完这一侧乳房时大多已经

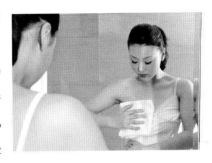

饱了，不再吃另一侧乳房，这样，涨奶的一侧乳房由于经常受到吮吸的刺激，分泌的乳汁越来越多，而奶水不足的一侧由于得不到刺激，分泌的乳汁就会越来越少，久而久之，就会出现妈的乳房一边大一边小，一边奶胀一边奶少的情况，断奶后再也难以恢复。宝宝长期只吃一侧乳房的乳汁，时间长了，会造成偏头、斜颈等症，甚至宝宝的小脸蛋儿也会一边大一边小，后脑勺一边凸一边凹，这对宝宝的健康十分不利。

如果出现这种情况，应对方法是：每次哺乳时，先让婴儿吮吸奶少的一侧，因为宝宝饥饿感强，吮吸力大，对乳房刺激性强，奶少的那一侧乳房泌乳会逐渐增多。大约 5 分钟后，宝宝可以吃到乳房中大部分的乳汁，然后再吃涨奶的一侧，这样两侧乳房的泌乳功能慢慢地会一样强。

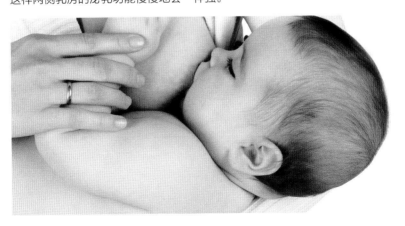

七、如何对付产后变丑

分娩之后，体形变臃肿，脸上的皮肤变松弛，并且长出了难看的蝴蝶斑，怎么看都觉得跟孕前那个俏丽的自己判若两人。如何才能防止产后变丑呢？专家认为，可从 5 个方面采取措施。

保持充足的睡眠： 产后新妈妈要日夜看护婴儿，往往睡眠不足，时间一长，面部皮肤就会松弛，眼圈发黑。因此，每天应保证 8 小时以上高质量的睡眠。面部出现蝴蝶斑的新妈妈，应避免过多日照，局部涂搽品质好的祛斑霜，可使蝴蝶斑渐渐消退。

保护好头发： 产后新妈妈容易脱发，因此应注意饮食多样化，补充丰富的蛋白质、维生素和矿物质。要养成经常洗头的习惯。发型要整齐，最好剪成易梳理的短发。

护理好牙齿和眼睛： 产后新妈妈牙齿容易松动，牙龈容易发炎，应注意坚持刷牙，并适当补充钙。为使眼睛秀美明亮，应注意预防眼病，并补充维生素 A 和 B 族维生素，这些营养成分在动物肝脏、绿色蔬菜和水果中含量较高。

调整体态： 新妈妈会因生育引起生育性肥胖症。在妊娠期间和月子期间，新妈妈要注意饮食合理搭配，坚持适当运动，避免脂肪在体内堆积。

精神面貌： 不要认为产后生活忙乱就可以忽略自己的形象，要始终保持向上的精神和愉快的心情，注意身体和衣着的整洁、得体。如果新妈妈现在有些发胖，就要更换衣服的尺码，不要将孕前的衣服勉强裹在身上，否则会更加暴露身材上的缺点。

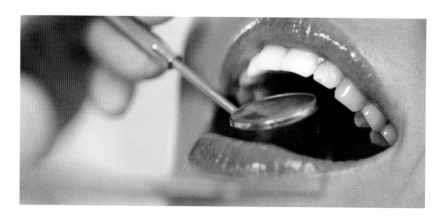